301 医院营养专家

肾病饮食一本通

刘英华　李惠子/主编

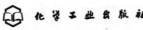

化学工业出版社

·北京·

内容简介

本书由301医院营养科专家编写。针对肾病的相关特点，依次介绍不同类型肾病的营养需求以及临床营养治疗要点，细分肾病人群类型并分别说明各类肾病的营养需求，甄别常见的人们对肾病饮食的认识误区，也解释了新型营养素的作用，说明相关的营养素计算和营养素查询方法，并提供了常见营养食谱。

本书力求系统涵盖肾病日常饮食以及临床营养方面的内容，做到"一本通"，可供肾病患者及其家属日常查阅，也可供临床医学工作者参考。

图书在版编目（CIP）数据

肾病饮食一本通/刘英华，李惠子主编. —北京：
化学工业出版社，2021.10（2024.11重印）
（301医院营养专家）
ISBN 978-7-122-39686-0

Ⅰ．①肾… Ⅱ．①刘…②李… Ⅲ．①肾疾病-食物疗法 Ⅳ．①R247.1

中国版本图书馆CIP数据核字（2021）第155681号

责任编辑：傅四周　　　　　　　　　　　装帧设计：史利平
责任校对：杜杏然

出版发行：化学工业出版社（北京市东城区青年湖南街13号　邮政编码100011）
印　　装：大厂回族自治县聚鑫印刷有限责任公司
710mm×1000mm　1/16　印张11¼　字数175千字　2024年11月北京第1版第11次印刷

购书咨询：010-64518888　　　　　　　　　售后服务：010-64518899
网　　址：http://www.cip.com.cn

凡购买本书，如有缺损质量问题，本社销售中心负责调换。

定　　价：45.00元　　　　　　　　　　　　　版权所有　违者必究

Editor's list

主　编　刘英华　李惠子

参　编：

刘英华　解放军总医院第一医学中心营养科

李惠子　火箭军特色医学中心营养科

张　永　解放军总医院第一医学中心营养科

杨巧珍　湖北省十堰市太和医院临床营养科

牛文翠　北京中西医结合医院营养科

刘昌娥　解放军总医院第七医学中心营养科

戴　炜　火箭军特色医学中心营养科

李　韵　火箭军特色医学中心营养科

陈延丽　解放军总医院第六医学中心营养科

暴书萍　山西长治医学院附属和济医院营养科

关　阳　火箭军特色医学中心营养科

江志琴　江西省肿瘤医院临床营养科

杨雪艳　解放军总医院第一医学中心营养科

于晓明　解放军总医院第一医学中心营养科

章臻翊　长沙市第三医院营养科

史荣辉　贵黔国际总医院

PREFACE

　　2019年7月15日，国务院发布了《国务院关于实施健康中国行动的意见》，成立了健康中国行动推进委员会，并制定印发《健康中国行动（2019—2030年）》，这是国家层面指导未来十余年疾病预防和健康促进的一个举措。由此可见，全民大健康的理念将覆盖到全社会，贯穿居民健康始终，是社会发展的方向和趋势。

　　慢性病已经成为严重威胁全球人类身心健康的挑战之一，特别是随着老龄化社会的到来，慢性病发病率呈现出明显上升态势。2018年我国发布的《中国健康管理与健康产业发展报告（2018）》显示，我国慢性病患者约有3亿人，由此所致的我国城市和农村患者死亡人数分别占相应总死亡人数的85.3%和79.5%。慢性病的诊治给患者、患者家庭、卫生服务系统、公共财政均带来了沉重的负担。慢性病病程时间长，患者普遍存在着食欲不佳的情形，导致机体难以从外界摄入足够的营养物质而发生不同程度的营养不良，更为严峻的是血糖、血脂、血压、营养不良等问题相互交织，使得慢性病的防治难度大幅提高。合理营养膳食是降低慢性病发病风险的主要措施，在慢性病防治中扮演着重要的角色，所以改善机体营养状态对于提高慢性病防治效果具有重要的意义。

　　但是，调查显示我国居民健康知识知晓率偏低，吸烟、过量饮酒、缺乏锻炼、不合理膳食等不健康生活方式比较普遍，特别是对营养的认识程度不够，影响了人们的健康保健甚至疾病的治疗效果。营养是临床治疗不可缺少的组成部分，对疾病的预防、治疗及康复都具有重要作用。但是，由于多种原因，营养学专业在我国的现状，与其他医疗卫生学科相比，整体上还处于低水平、不均衡和发展缓慢的状况。我们身为医疗工作者，尤其是营养专业的人员，有必要针对各类慢性病，从营养学专业角度深入浅出地科普、解答相关的知识，提供不同人群和疾病的健康管理、饮食结构和生活方式指导。做到以预防为主的健康策略，减少疾病发生，强化早诊断、早治疗、早康复，努力实现全民健康。

本书主要针对肾病特点，介绍了不同类型肾病的营养需求、临床营养治疗要点，细分了不同人群的营养特点，收集了常见的饮食误区，介绍了新型营养素的作用，并提供了相关的营养素计算和营养素查询方法，尽量涵盖肾病营养方面的内容，力求让有需求的人员都能从中有所收获，做到"一本通"。

解放军总医院第一医学中心营养科（原301医院营养科）日常承担医疗、保健、科研和教学工作，是中国健康管理协会临床营养与健康分会会长单位，同时也是中国营养学会临床营养分会副主任委员兼秘书长单位、中国老年医学学会营养与食品安全分会副会长单位，在全国临床营养领域享有良好的声誉和影响。该书编写期间得到了各级领导和专家的指导和帮助，尤其是得到了中国健康管理协会、中国营养学会以及中国老年医学学会相关领导和专家的大力支持和鼓励，但是由于知识和信息是无穷无尽的，还请广大读者多提宝贵意见，编者同志们将竭心尽力不断完善相关内容，为促进人群营养健康贡献绵薄力量！

主　编

2021年4月

目录

Chapter

第一章
一世人，
一双肾
1 ——————

Chapter

第二章
不同肾病的
营养治疗 |
35 ——————

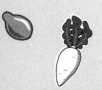

c o n t e n t s

Chapter

Chapter

Chapter

目录

Chapter

第六章
肾病食疗
常用计算方法
137 ——

附录
159 ——

参考文献
167 ——

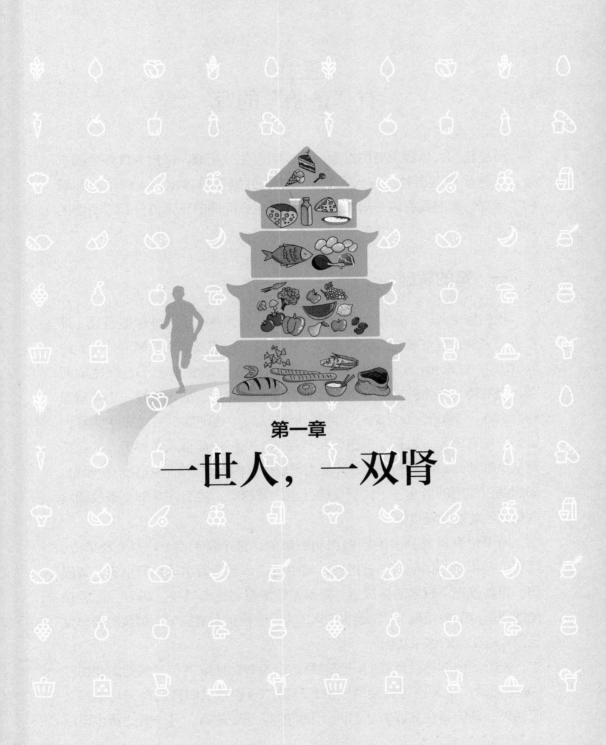

第一章

一世人，一双肾

第一节
有"备胎"的肾

肾是我们人体最重要的排泄器官，可以生成尿液，排出人体多余的水分、新陈代谢的废物、进入人体的毒素，并维持机体水、电解质和酸碱的平衡等，同时具有内分泌功能，为保证生命活动的正常进行起了重要的作用。

一、肾的解剖

我们每个人，从出生就有两个肾，左、右侧各一个，外形似蚕豆；外观表面光滑，呈红褐色，外有被膜；中国成人肾的长、宽、厚度分别大约为10.5 ~ 11.5cm、5 ~ 7.2cm和2 ~ 3cm，位于腹膜后上部，脊柱的两旁，因右肾与上方的肝脏相邻，故右肾较左肾略低，成年男性一个肾质量约为100 ~ 140g，女性略轻。肾的外缘隆起，内缘凹陷，凹陷的中央称为肾门，内有肾盂、血管、淋巴管和神经丛，它们由此进入肾里面。如果把肾从纵轴切开，可看到两层，外层为肾皮质，内有许多细小红色点状颗粒，即起滤过作用的肾小球；内层呈暗红色为肾髓质，内有许多细小条纹即发挥重吸收功能的肾小管。

肾单位是肾最基本的结构和功能单位，每个肾约有100万个肾单位，肾单位是由肾小体和肾小管组成，其中肾小体包括肾小球和肾小囊。肾损伤、患病或正常衰老的情况下，肾单位的数量将逐渐减少。40岁以后，功能性肾单位的数量每10年大约减少10%，但在正常情况下，剩余的肾单位足以完成正常的泌尿功能。

值得提出的是，当我们一侧的肾完全没有功能或者有了病变需要切除（如出现肾广泛裂伤等急性肾损伤，严重的肾积水且病肾已经无功能等），而另外一侧的肾在完好的状态时，我们切除病变的肾，另一侧的肾也可以完成肾的生理功能，所以说我们的肾是天生带着"备胎"而来的。

二、肾的生理功能

肾对体内的各种代谢产物、毒素及大部分有害物质的排出以及维持人体水、电解质、酸碱平衡和调节内分泌起着重要的作用。其基本功能主要有以下几个方面。

1. 生成尿液，排泄代谢产物

我们的人体时时刻刻都在新陈代谢，会产生许多代谢废物，这些废物主要经肾随着尿液排出体外，我们摄入的一些药物如抗生素、造影剂等经人体吸收、分布、代谢后也随之排出。

肾小球具有滤过功能，滤过功能是肾最重要的生理功能，也是临床上最常用的评估肾功能的参数。肾小球滤过率成人静息状态下男性约为 $120mL/(min \cdot 1.73m^2)$，女性约低10%，其与年龄有关，25 ~ 30岁时达到高峰，此后随年龄的增长而逐渐降低。肾小球滤过率主要取决于肾小球血流量、有效滤过压、滤过膜面积和毛细血管通透性等因素。

肾小管具有重吸收和分泌的功能；近端肾小管是重吸收的主要部位，髓袢在髓质渗透压梯度形成中起重要作用；远端肾小管，特别是连接小管是调节尿液最终成分的主要场所。

肾接收的血流灌注约占全心输出量的25%，肾小球每日滤过生成180L的原尿，其中电解质成分与血浆相同，里面含有葡萄糖、氨基酸、维生素、多肽类物质、水分、钠、氯及肌酐、尿素、尿酸及其他代谢产物等许多成分。随后流经肾小管和集合管过程中，原尿中99%的水、全部的葡萄糖和氨基酸、大部分的电解质及碳酸氢根等被重吸收回血液，形成终尿约1.5L，排出体外。

总结一下，尿生成的三个基本过程：①血液经肾小球毛细血管滤过形成超滤液；②超滤液被肾小管和集合管选择性重吸收到血液；③肾小管和集合管的分泌和排泄，最后形成终尿。肾形成尿液受神经、体液和肾自身的调节。

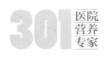

2. 调节水、电解质和酸碱平衡，维持机体内环境的稳态

人体内的细胞必须在理化性质相对稳定的体液环境中才能正常活动，因此维持体液环境的稳态对人体功能活动的正常进行至关重要。这就包括了水、电解质平衡和酸碱平衡等，肾在维持体液平衡、机体内环境稳态方面起了重要的作用。

血液中的水，钠、钾等电解质经过肾小球滤过后形成原尿，原尿在流经肾小管和集合管后大部分被重吸收，小部分电解质随尿液排出，起到了维持水、电解质稳定的作用。

细胞外液的正常pH值为7.35 ~ 7.45，通过肾小球的滤过和肾小管的重吸收及分泌功能，可以将体内除二氧化碳以外的所有酸性物质（固定酸）排出体外，从而保持细胞外液的pH值始终处于正常范围内。

3. 调节动脉血压

① 肾产生肾素，通过影响血管紧张素和醛固酮即肾素-血管紧张素-醛固酮系统，参与血压的调节。

② 肾通过调节水、钠的排出量，来改变循环血量及心输出量，从而达到调节外周血管阻力及血压的目的。

③ 肾生成激肽和前列腺素等，参与局部或全身血管活动的调节。

4. 内分泌功能

肾同时也是一个内分泌器官，能够合成和释放多种生物活性物质，以此来调节人体的各种正常的生理活动。

（1）合成和释放肾素

肾素是一种蛋白酶，由肾小球旁器的球旁细胞（颗粒细胞）分泌入血，作用为促进肝脏产生的血管紧张素原转化为血管紧张素Ⅰ，并在血管紧张素Ⅰ转化酶的作用下，生成血管紧张素Ⅱ，后者刺激醛固酮分泌，产生"保钠保水排钾"的效应，并强烈收缩血管，使血压升高。血管紧张素Ⅱ在氨基肽酶作用下，自氨基端去除天冬氨酸，形成血管紧张素Ⅲ，后者的主要作用为促进醛固酮分泌。

（2）合成和释放促红细胞生成素

促红细胞生成素是一种糖蛋白，由肾生成，经血运到骨髓，可刺激骨髓红系增殖及分化，调节并促进红细胞及血红蛋白的合成。肾产生促红细胞生成素受肾皮质和外髓局部组织氧含量调节。

（3）产生1α-羟化酶

25-羟维生素D_3在1α-羟化酶作用下形成的1,25-二羟维生素D_3，是生物活性最强的维生素D。1,25-二羟维生素D_3能通过调节胃肠道钙磷的吸收、尿排泄、骨转运、甲状旁腺素分泌等维持血钙磷平衡，保持骨骼正常的矿物化。

（4）生成激肽和前列腺素

① 生成前列腺素：前列腺素主要包括前列腺素E_2（PGE-2）、前列腺素A（PGA）和前列腺素F2α（PGF-2α），由肾髓质和肾皮质合成。PGE-2可拮抗抗利尿激素作用，抑制收集管对水的再吸收及抗利尿激素所引起的环磷酸腺苷（cAMP）含量增加。同时PGE-2可扩张肾血管，增加肾血流量，使血压下降。这与血管紧张素Ⅱ的作用相反。PGA的作用与PGE-2相似，PGF-2α的主要作用为收缩血管。

② 生成激肽类：在肾皮质经激肽释放酶水解作用，由激肽原生成。激肽释放酶分别来自肾和血浆。因来源不同，水解激肽原所生成的激肽也不同，在肾主要为赖氨酰缓激肽，其作用为促进平滑肌收缩，扩张小动脉，降低血压，同时可刺激前列腺素分泌。肾素、醛固酮及激肽在肾代谢中的作用可互相调节。

（5）对其他内分泌激素的降解

如胰岛素、胃肠激素等，当肾功能不全时，这些激素的半衰期明显延长，从而引起相关的代谢紊乱。

5. 肾的糖原异生作用

肾是除肝脏外，唯一具有糖原异生能力及向血中释放葡萄糖的器官，肾皮质中具有克服糖原异生过程中的三个"能障"（即葡萄糖激酶、磷酸果糖激酶和丙酮酸激酶）的限速酶体系。在正常状态下，肝脏是糖原异生的主要脏器，但在饥饿状态下，肾的糖原异生作用显著加强，亦称为糖异生的重要器官。

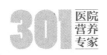

6. 肾与氨基酸代谢

研究表明，正常肾参与氨基酸代谢。在正常肾组织中，苯丙氨酸羟化为酪氨酸，甘氨酸转化为丝氨酸。当肾功能受损时，上述两类转化亦受破坏，导致血浆游离酪氨酸和丝氨酸的浓度降低，血浆和肌肉中苯丙氨酸/酪氨酸比例和甘氨酸浓度上升。

<hr>

第二节
谁伤了你的肾？

一、常见的各种肾病

1. 原发性肾小球疾病

原发性肾小球疾病是一组病变累及双侧肾小球的常见疾病。

（1）急性肾小球肾炎

急性肾小球肾炎是以急性肾炎综合征为主要临床表现的一组疾病。其特点是急性起病，表现为血尿、蛋白尿、水肿、高血压，可伴有一过性肾功能不全。多见于链球菌感染后，如扁桃体炎、猩红热和脓疱疮等，其他细菌、病毒及寄生虫感染也可引起。

（2）急进性肾小球肾炎

急进性肾小球肾炎是在急性肾炎综合征的基础上，肾功能减退快速进展。多数患者有上消化道感染病史、接触某些有机化学溶剂、碳氢化合物如汽油等，也能由丙硫氧嘧啶和肼屈嗪等药物引起。

（3）IgA肾病

IgA肾病是指肾小球系膜区以IgA及IgA沉积为主的肾小球疾病，是我国常见的肾小球疾病，也是终末期肾病的重要原因，可以发生于任何年龄，但以20～30岁男性为多见。其特点是起病隐匿，常表现为无症状性血尿，伴或不伴蛋白尿，往往体检时才发现。有些患者发病前可有上呼吸道或消化道感染的症状，主要表现为发作性的肉眼血尿，可持续数小时或数日肉眼血尿，常为无痛性，可伴有蛋白尿；全身症状轻重不一，可表现为全身不适、乏力和肌肉疼痛等。

（4）肾病综合征

诊断标准：大量蛋白尿（＞3.5g/d）、低白蛋白血症（血清白蛋白＜30g/L）、水肿、高脂血症，其中前两项为诊断的必备条件。肾病综合征可分为原发性和继发性两大类，原发性肾病综合征属于原发性肾小球疾病，由多种病理类型所构成，如微小病变型肾病、系膜增生性肾小球肾炎、膜性肾病等；继发性肾病综合征多发生在其他疾病的基础上，如过敏性紫癜肾炎、狼疮性肾炎、糖尿病肾病等。

（5）无症状性血尿和蛋白尿

无症状性血尿和蛋白尿是指仅表现为肾小球源性血尿和（或）轻至中度蛋白尿，不伴水肿、高血压和肾功能损害的一组肾小球疾病。临床多无症状，常因发作性肉眼血尿或体检提示镜下血尿或蛋白尿而发现，无水肿、高血压、肾功能损害，部分患者可于高热或剧烈运动后，出现一过性血尿，短时间内消失。

（6）慢性肾小球肾炎

慢性肾小球肾炎以蛋白尿、血尿、高血压和水肿为基本临床表现，起病方式各有不同，病情缓慢进展，可有不同程度的肾功能损害，部分患者最终将发展至终末期肾衰竭。起始因素多为免疫介导的炎症，可发生于任何年龄，但以中青年为主，男性多见。多数起病缓慢隐匿，早期患者可无特殊症状，可有乏力、疲倦、腰部疼痛和食欲缺乏，水肿可有可无，一般不严重，血压正常或轻度升高，肾功能正常或轻度受损。

2. 继发性肾病

继发性肾病是指肾外疾病，特别是系统性疾病导致的肾损害。

（1）狼疮性肾炎

狼疮性肾炎是系统性红斑狼疮的肾损害。约50%以上的系统性红斑狼疮患者有肾损害的临床表现，是我国终末期肾衰竭的重要原因。除有系统性红斑狼疮的临床表现外，还伴随有肾表现，不同患者差异大，可为无症状性蛋白尿和（或）血尿，或表现为高血压、肾病综合征、急性肾炎综合征。

（2）糖尿病肾病

糖尿病肾病是糖尿病最常见的微血管病变之一，无论是1型还是2型糖尿病，30%～40%的患者可出现肾损害，而2型糖尿病中约5%的患者在确诊糖尿病时就已经存在糖尿病肾病。除了糖尿病的临床表现外，还有不同程度的蛋白尿和肾功能的进行性减退。

（3）血管炎肾损害

血管炎是指以血管壁的炎症和纤维素样坏死为病理特征的一组疾病。血管炎肾损害在我国以老年人多见，常有发热、疲乏、关节肌肉疼痛和体重下降等非特异性全身症状。实验室检查抗中性粒细胞胞浆抗体（ANCA）呈阳性。肾受累时，可有血尿，多伴蛋白尿，肾功能受累常见。本病为多系统受累，常见肺、头颈部和内脏损伤。

（4）高尿酸肾损害

高尿酸肾损害可分为急性和慢性高尿酸血症性肾病及尿酸性肾结石。急性高尿酸血症性肾病，多表现为少尿性急性肾损伤，常发生在放、化疗后1～2天；慢性高尿酸血症性肾病多表现为间质性肾损害，通常患者存在长期的高尿酸血症，常反复发作痛风，早期没有明显表现，尿蛋白阴性或微量，逐渐出现慢性肾病；尿酸性肾结石主要表现为肾梗阻，常见的症状是肾绞痛和血尿，部分患者体检时发现结石。

3. 尿路感染

尿路感染为病原体在尿路中生长繁殖而引起的感染性疾病，多为细菌、真菌、支原体、衣原体等感染引起。多有尿频、尿急、尿痛、腰痛等症状，也可伴有发热等全身症状。

4. 急性肾损伤

急性肾损伤为由各种病因引起短时间内肾功能快速减退而导致的临床综合征，表现为肾小球滤过率下降、水电解质和酸碱平衡紊乱等，重者出现多系统并发症，是常见的危重病症。常因大出血、烧伤、创伤休克、肾毒性药物、尿路梗阻等多种因素引起。患者的症状与临床分期有关，明显的症状常出现在肾功能严重减退时，常见症状包括乏力、食欲减退、恶心呕吐、尿量减少和尿色加深，病情进展时可出现急性左心衰竭、意识障碍、抽搐、昏迷等。

5. 慢性肾衰竭

慢性肾衰竭是各种慢性肾疾病持续进展至后期的共同结局。常见病因为糖尿病肾病、高血压肾小动脉硬化、原发性和继发性肾小球肾炎等。不同临床阶段，患者表现也不一样，早期患者可无任何症状，或仅有乏力、腰痛、夜尿增多、食欲减退等轻度不适，随着病情加重可出现急性左心衰、严重高钾血症、消化道出血、中枢神经系统障碍等，甚至危及生命。

二、肾病的常见临床表现

1. 血尿

尿外观表现为尿色加深、尿色发红或呈洗肉水样（称为肉眼血尿），也可是尿常规检查时尿红细胞阳性。

2. 蛋白尿

蛋白尿常表现为尿泡沫增多，进行尿常规检查时尿蛋白阳性。

3. 水肿

水肿是肾病常见的临床表现之一，肾性水肿多出现在组织疏松部位，如眼睑；身体下垂部位，如脚踝和颈前部位；长期卧床时则出现在骶尾部。

4. 高血压

高血压是肾病常见的临床表现，因此所有高血压患者均应仔细检查有无肾性疾病，确定是否为肾源性高血压。

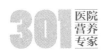

三、导致肾损伤的原因

1. 不合理用药

许多中药材，如雷公藤、关木通、牵牛子、苍耳子、罂粟壳、生草乌、使君子、青木香、广防己等都伤肾。如关木通含有马兜铃酸等肾毒性成分，服用会给肾带来巨大的伤害。还有一些抗生素、抗肿瘤的化疗药物、抗癫痫药物等，都对肾有毒副作用。所以，服药不宜过量，要在医生的指导下合理用药。

2. 生活饮食起居不规律

科学的调养、充足的睡眠、均衡的饮食营养、规律的生活，这些对肾病患者的身体健康都是十分重要的。相反，如果经常熬夜、过度劳累、暴饮暴食或节食、营养不良、运动过度或方法不当，这些都会对肾造成一定的伤害。

3. 情绪焦虑，压力过大

患有肾病的人，尤其是尿毒症患者，因为病程较长，或由于久治不愈等诸多原因，导致压力累积，就很容易使患者产生焦虑的情绪，使大脑处于高度紧张的状态，长此以往，对肾病的康复极其不利，也极容易拖垮患者的身体。因此，懂得调节情绪，也有利于对抗疾病。

4. 房事过于频繁导致肾虚

中医历来十分重视房事对肾的影响。房事过于频繁会导致肾精耗损，进而导致肾虚。肾为先天之本，五脏六腑之根，而肾虚是多种内伤疾病的发病基础，因此，要规范好房事频率，不可过频，这样对肾保健也是非常重要的。

5. 摄入过量的蛋白质

《中国居民膳食营养素参考摄入量（2013版）》建议，正常人体每天每千克体重的蛋白质摄取量应为1g。假如一个人标准体重是50kg，那么他每天应该摄入50g蛋白质。如果过多摄入富含蛋白质类的食物，如肉、蛋、奶等，就会对肾造成负担和伤害，因此膳食均衡是非常重要的。

6. 食入过量的盐

摄入过多盐会加重肾的负担，尤其是某些零食盐分含量过高，如吃炸薯片、方便面等会让人不知不觉吸收过量的盐分。而饮食中的盐分95%是由肾代谢的，如果摄入过多，肾的负担就会加重，再加上钠会导致人体水分不易排出，又会进一步加重肾负担，因此导致肾功能减退，从而造成慢性肾病。

7. 暴饮暴食，饮食无节制

现代人生活质量提高了，饮食条件也变好了，往往就会吃下过多的美味佳肴，而摄入的食物最终都会产生尿酸和尿素氮等物质，这些废物大多数都会经过肾排出。如果饮食无度，无疑就会增加肾的负担，使肾的工作量增加，久而久之就容易导致肾病。

8. 常常憋尿导致感染

有些人因为工作忙，没有时间上厕所，而长时间憋尿。如果经常憋尿，尿液在膀胱里储留会越来越多，膀胱肌肉会因扩张而损伤。因此尿液的储留时间太久，会导致细菌繁殖，细菌会经输尿管逆行到肾，导致尿路感染和肾盂肾炎，对肾的危害性极大，千万要注意避免。

9. 经常长时间不喝水

肾负责调节人体水分和电解质的平衡，排泄生理活动所产生的废物，并生成尿液排出体外，因此肾正常工作需要足够的水分进行辅助。充分喝水可稀释尿液，保护肾，有利于充分排出废物和毒素。如果长时间不喝水，尿量就会减少，尿液中携带的废物和毒素的浓度就会增加。

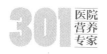

第三节

肾衰竭

肾衰竭分为急性肾衰竭（现在称为急性肾损伤）和慢性肾衰竭。

一、急性肾衰竭

急性肾衰竭（现在称为急性肾损伤），是各种病因引起短时间内肾功能快速减退而导致的临床综合征，表现为肾小球滤过率下降，伴有氮质产物如肌酐、尿素氮等潴留，水、电解质和酸碱平衡紊乱，重者出现多系统并发症。急性肾衰竭是常见的危重病症，危重患者死亡率高达30%～80%，存活患者约50%遗留永久肾功能减退，部分患者需要终身透析。

临床上有广义和狭义之分，狭义的急性肾衰竭是指急性肾小管坏死；广义的急性肾衰竭是由多种病因引起的一个临床综合征。

1. 病因

急性肾衰竭根据其发病的解剖部位分为肾前性、肾性和肾后性三大类。①肾前性急性肾衰竭常由有效血容量不足、心排量降低、全身血管扩张、肾动脉收缩、肾血流自主调节受损导致，如大量出血、充血性心衰、败血症、大量使用血管收缩剂或利尿剂等。②肾性急性肾衰竭以肾缺血和肾毒性物质导致肾小管上皮细胞损伤最为常见，常由缺血所致，也可由肾毒性药物引起，常发生在多因素综合作用基础上，如老年合并糖尿病、急性肾小球疾病、急性间质性肾炎、急性肾小管坏死、肾小管梗阻、肾血管疾病等。③肾后性急性肾衰竭常由双侧尿路梗阻或孤立肾患者单侧尿路梗阻导致，如泌尿系统肿瘤、泌尿系统结石、输尿管阻塞、前列腺肥大等。

2. 分期

急性肾衰竭的发展通常经历少尿期、多尿期和恢复期等三个阶段。

①少尿期出现少尿（尿量＜400mL/d）或无尿（尿量＜100mL/d），致使氮质代谢产物排出减少。血浆肌酐和尿素氮升高，并易发生水过多、高血压、急性心衰和脑水肿等。短期内可出现高钾血症、代谢性酸中毒、低钠血症、低氯血症、低钙血症、高磷血症。常并发肺部及尿路感染、消化道出血和多脏器功能衰竭。②多尿期每日尿量可成倍增加，可达2500～3000mL/d。但肾功能并不立即恢复。存在高分解代谢的患者仍可出现血浆肌酐和尿素氮升高，并可出现高钾或低钾血症。患者仍易并发感染、上消化道出血及心血管并发症等。③恢复期尿量逐渐恢复正常，且血浆肌酐和尿素氮逐渐恢复正常，肾小球滤过功能可在一年内恢复；肾小管浓缩功能恢复较慢，常需数月才能完全复原，少数患者可留下永久性肾功能损伤，或转变为慢性肾功能不全。因前两期组织中蛋白质被大量破坏，故表现为乏力、消瘦及肌肉萎缩。

3. 症状

患者的症状与临床分期有关，明显的症状常出现在肾功能严重减退时，常见症状包括乏力、食欲减退、恶心呕吐、尿量减少和尿色加深，病情进展时可出现急性左心衰竭、意识障碍、抽搐、昏迷等。

二、慢性肾衰竭

慢性肾衰竭是各种慢性肾病持续进展至后期的共同结局。它是以代谢产物潴留，水、电解质及酸碱平衡失调和全身各系统症状为表现的一种临床综合征。在此过程中，肾功能持续地出现不可逆的减退，最终导致肾不能维持其正常功能，出现以代谢产物在体内蓄积，水、电解质和酸碱失衡及肾内分泌功能障碍为主要表现的综合征。

1. 定义

慢性肾衰竭是指各种原因引起的肾结构或功能异常≥3个月，包括出现肾损伤标志（白蛋白尿、尿沉渣异常、肾小管相关病变、组织学检查异常及影像学检查异常）或有肾移植病史，伴或不伴肾小球滤过率下降或不明原因的肾小球滤过率下降 [$< 60mL/(min \cdot 1.73m^2)$]。

2. 病理特点

① 肾单位损毁。当肾病变时,大部分肾单位损毁,残存的肾单位则需要加倍工作,以补偿被损毁了的肾单位功能;当健存肾单位为了代偿被毁坏了的肾单位功能时,不得不增高肾小球血液灌注及滤过率,如长期过度负荷,便可导致肾小球硬化,健存肾单位越来越少,出现肾衰竭症状。

② 水、电解质代谢紊乱。当肾衰竭时,机体水、电解质代谢异常,并呈恶性循环。

③ 蛋白质、脂肪及碳水化合物代谢异常。

④ 代谢性酸中毒。

3. 临床分期

临床上慢性肾衰竭一般分为四期:肾功能不全代偿期;肾功能不全失代偿期(氮质血症);肾功能衰竭期(尿毒症前期);尿毒症期(肾衰终末期)。

4. 病因

慢性肾衰竭的主要病因:①肾病,如慢性肾小球肾炎、慢性肾盂肾炎、肾结核病、先天性多囊肾;②尿路梗阻,如尿道结石、尿道肿瘤;③全身性疾病及中毒,如高血压肾小动脉硬化、系统性红斑狼疮、糖尿病肾病、药物/重金属中毒。

5. 慢性肾衰竭进展的危险因素

慢性肾衰竭通常进展缓慢,呈进行性发展,但在某些诱因下短期可急剧加重、恶化。因此,避免加重,消除诱因极为重要。

慢性肾衰竭进行性发展的危险因素包括高血糖、高血压、蛋白尿(包括微量白蛋白尿)、低蛋白血症、吸烟等。此外,贫血、高脂血症、高同型半胱氨酸血症、老年营养不良、尿毒症毒素(如甲基胍、甲状旁腺激素、酚类)蓄积等,在慢性肾衰竭病程进展中也起一定的作用。

慢性肾衰竭急性加重、恶化的危险因素主要有：①累及肾的疾病（原发性或继发性肾小球肾炎、高血压、糖尿病、缺血性肾病等）复发或加重；②有效血容量不足（低血压、脱水、大出血或休克等）；③肾局部血供急剧减少；④严重高血压未能控制；⑤肾毒性药物；⑥泌尿道梗阻；⑦其他，例如严重感染、高钙血症、肝衰竭、心力衰竭等。

6. 常见的临床表现

在慢性肾衰竭的不同阶段，其临床表现各异。肾功能不全代偿期患者可以无任何症状，肾功能失代偿期患者会有乏力、腰痛、夜尿增多、食欲减退、呕吐等轻度不适。肾功能衰竭期患者出现贫血、血磷水平上升、血钙下降、代谢性酸中毒等症状。到了尿毒症期，患者可出现急性左心衰竭、严重高钾血症、消化道出血、中枢神经系统障碍等，甚至有生命危险。

① 水、电解质紊乱：水、钠潴留导致稀释性低钠血症，钾、钙、磷等电解质紊乱，以及代谢性酸中毒。

② 蛋白质、糖类、脂类和维生素代谢紊乱：蛋白质代谢产物蓄积、糖耐量减低及低血糖症、高脂血症等。

③ 心血管系统表现：高血压和左心室肥厚、心力衰竭、尿毒症性心肌病、心包病变、血管钙化和动脉粥样硬化。

④ 呼吸系统症状：可出现气短、气促，严重酸中毒可致呼吸深长；体液过多、心功能不全可引起肺水肿或胸腔积液。

⑤ 胃肠道症状：胃肠道症状是慢性肾疾病最早的表现，主要表现有食欲缺乏、恶心、呕吐、口腔有尿味，也常见消化道出血，多是由于胃黏膜糜烂或消化性溃疡所致。

⑥ 血液系统表现：主要表现为肾性贫血、出血倾向和血栓形成倾向。多数患者均有轻至中度贫血，主要由于肾组织分泌促红细胞生成素减少所致，故称为肾性贫血；同时与缺铁、营养不良、红细胞寿命缩短、胃肠道慢性失血、炎症因素有关。严重者可发生胃肠道出血、脑出血等。

⑦ 神经肌肉系统症状：早期可有疲乏、失眠、注意力不集中，其后会

出现性格改变、抑郁、记忆力减退、判断力降低，严重时常有反应淡漠、谵妄、惊厥、幻觉、昏迷、精神异常等表现。

⑧ 内分泌功能紊乱：肾内分泌功能紊乱、糖耐量和胰岛素抵抗、下丘脑-垂体-内分泌功能紊乱、外周内分泌腺功能紊乱。

⑨ 骨骼病变：易发生骨折、骨质疏松、骨软化症或骨再生不良等。

第四节

高血压肾病和肾性高血压

一、高血压，肾病，孰先孰后？

众所周知，高血压是常见的威胁我们身体健康的慢性疾病之一。在2020年发布的《中国心血管健康与疾病报告2019》中显示，1958 ~ 1959年，我国 ≥ 15岁居民高血压的患病粗率只有5.1%，2002年上升到17.6%，2012 ~ 2015年我国 ≥ 18岁居民患病粗率达27.9%，总体呈上升趋势。值得注意的是，目前高血压越来越年轻化，儿童和中青年高血压的患病率持续上升，而我国人群的知晓率、治疗率和控制率分别为36.0%、22.9%和5.7%（2014 ~ 2017年，China PEACE研究）。

与高血压相比，还有一个"隐性杀手"相存相伴，那就是慢性肾脏病，其已成为继肿瘤、心脑血管病、糖尿病之后威胁人类健康的重要疾病，是全球性重要公共卫生问题之一。目前全世界有5亿人患有不同程度的慢性肾脏病；我国成年人慢性肾脏病的总患病率为10.8%，据此推算，我国现有成年慢性肾脏病患者约1.2亿。

值得注意的是，高血压和慢性肾脏病不仅属于高发病，而且当这两种病"勾结"起来后就会"形影不离，狼狈为奸"，严重危害患者的生活质量和生命健康。长期高血压可以引起肾病，而肾病也会导致高血压，无论谁先发生都会沦入"肾损害—高血压—肾损害加重—高血压更加升高"的恶性循环，致使病情加重。

二、高血压肾病和肾性高血压简介

这两种疾病看似绕口，其实简单，因原发疾病不同，故结局亦不相同。高血压肾病是先有长期高血压病史，其后再出现肾损害，而肾性高血压则是由于肾病导致的血压升高。两者互为因果，却又恶性循环，需要我们了解并识别，学会如何预防其发生。

1. 高血压肾病

原发性高血压是我国中老年人常见的心脑血管慢性疾病之一。其诊断标准是：在未使用降压药物的情况下非同日测量3次，18岁以上成人的收缩压≥140mmHg和（或）舒张压≥90mmHg。多由遗传因素、年龄、高盐饮食、精神长期过度紧张、吸烟、体重增加、一些可以使血压增高的药物、睡眠呼吸暂停低通气综合征等因素相关。

原发性高血压患者长期血压控制不佳会给身体带来一系列的危害。肾是高血压最常损害的靶器官之一，作为肾主要组成部分——肾小球，它是血压变化的直接承受者，对血压的变化很敏感，因此长期持续高血压会导致肾的病变，引起肾小球内"三高"（高灌注、高压力、高滤过）状态，随着肾小球内压力不断增高，它可以漏出一些正常压力情况下不会漏出的东西，比如某些蛋白质等；如果高血压持续存在，肾小球就会出现纤维化、萎缩，肾动脉硬化导致肾实质缺血和肾单位不断减少。因此，若高血压控制不佳，就会逐渐造成肾功能损害，甚至进展成慢性肾衰竭，它的最后也是最严重的阶段，就是大家谈之色变的尿毒症了。

高血压肾病的临床表现如下所述。

① 蛋白尿：未能有效控制血压的患者，随着时间的推移，40%可出现蛋白尿。

② 肾功能受损：轻到中度的原发性高血压患者已经存在肾血管阻力增加、肾血流量减少、肾小球滤过率正常或升高。严重高血压或原发性高血压的晚期阶段可出现肾小球滤过率的下降，这预示着出现了功能肾单位的丢失和不可逆的组织学损伤。

③ 慢性肾衰竭：是长期高血压的严重后果之一，尤其在合并糖尿病

时。恶性高血压时，入球小动脉和小叶间动脉发生增殖性内膜炎和纤维素样坏死，可在短期内出现肾衰竭。

2. 肾性高血压

一般来说，高血压按照病因分为原发性和继发性高血压两种，前者是指原因不明的高血压，后者是指有明确病因的高血压。需要我们注意的是，慢性肾病是继发性高血压最常见的病因，即医学上所说的肾性高血压。

慢性肾病常常伴有高血压，以我国最常见的 IgA 肾病为例，诊断时就有 39% 患者合并高血压，当合并肾功能不全时，这个比例上升到 80%。

肾病引起高血压的主要原因有两个，其一是肾素在作怪。肾素的主要作用是让血管收缩，血压升高。肾是人体唯一分泌肾素的器官，当肾有病变的时候，肾素的分泌量就会骤增，使得全身小动脉痉挛导致小动脉阻力增加，高血压也就接踵而至。肾病导致高血压的原因之二是水钠潴留，我们身体内水和钠盐的排泄是由肾负责的，当肾出现病变的时候，水和钠排不出去，血容量就会过多，从而使血压升高。

肾是调节血压的重要器官，肾实质性病变和肾动脉病变引起血压升高，称为肾性高血压。肾性高血压是一种常见由肾病引发的继发性高血压，也是难治性高血压的一种特殊类型。引发肾性高血压常见的肾病多由肾实质病变和肾血管病变引起，临床上也因此病因分为肾实质性高血压和肾血管性高血压。

肾性高血压的常见危险因素是老年、高盐饮食、肥胖、甲状旁腺功能亢进、睡眠障碍、药物、肾移植等。

（1）肾实质性高血压

肾实质性高血压是由肾实质性疾病引起，包括急慢性肾小球肾炎、糖尿病肾病、慢性肾盂肾炎、多囊肾和肾移植后等引起的高血压，是最常见的继发性高血压，终末期肾病 80%～90% 合并高血压。肾实质性高血压的发生，主要是由于肾单位大量丢失，肾无法维持水、电解质平衡，同时肾调节血压的激素也相应发生改变，影响血压的调节，无法使血压维持在正常范围。同时高血压又进一步升高肾小球内囊压力，形成恶性循环加重肾的病变。

有时难以将肾实质性高血压与原发性高血压伴肾损害完全区分开来，一般而言，除恶性高血压，原发性高血压很少出现明显的蛋白尿，血尿也不明显；然而肾实质性高血压，往往在发现血压升高时已有蛋白尿、血尿和贫血、肾小球滤过功能减退、肌酐清除率下降等临床表现。

（2）肾血管性高血压

肾血管性高血压是单侧或双侧肾动脉主干或分支狭窄引起的高血压，常见病因有多发性大动脉炎、肾动脉纤维肌发育不良和动脉粥样硬化，前两者多见于青少年，后者多见于老年人。肾血管性高血压的发生是由于肾血管狭窄，致使肾缺血，影响肾的生理功能，导致肾一系列的病理生理改变，使肾无法维持正常的血压调控。早期切除狭窄，可使血压恢复正常；长期或高血压基础上的肾动脉狭窄，切除狭窄后血压一般也不能恢复正常，持久严重的肾动脉狭窄会导致患侧甚至整体肾功能的损害。

凡进展迅速或突然加重的高血压均应怀疑本病，体检时在上腹部或背部肋脊角处可闻及血管杂音。肾动脉彩超、放射性核素肾图、肾动脉CT（计算机断层扫描）及MRI（核磁共振）检查有助于诊断，肾动脉造影可明确诊断狭窄部位。

肾血管性高血压患者临床表现常呈如下特点：血压正常者，特别是年轻女性出现高血压后即迅速进展；原有高血压的中老年患者血压近期迅速恶化，舒张压明显升高，重症患者可出现恶性高血压（舒张压超过130mmHg）。

综上所述，大家是否读懂了这个有点懵的绕口令——高血压性肾病和肾性高血压，其实这两者只是因果不同，互为因果，互为罪魁祸首，又恶性循环。无非是先有高血压导致肾功能受损，还是先有慢性肾脏病导致高血压。所以摆在我们眼前的是，我们不让这个因果出现，就是当我们有高血压的时候，要避免出现肾功能异常，也就是出现高血压肾病，所以我们要严格控制血压，定期检测肾功能，尽量规避出现肾功能异常的风险。同样，当我们存在慢性肾脏病的时候也要避免出现高血压，也就是肾性高血压，积极治疗肾病，定期测量血压，调整日常生活方式及饮食方式。不论是预防哪一个疾病发生，我们都需要提高健康体检的意识，争取早期发现、早期诊断、早期治疗。

第五节

酮酸疗法

早在20世纪60年代末，Richards根据肠道内尿素降解的氨氮可部分在肝脏中转变为氨基酸的原理，提出将α-酮酸（α-ketoacid，α-KA）用于慢性肾衰竭患者的营养治疗。此举成为慢性肾衰竭营养治疗领域里的重大进步。此后，人们将此方法不断加以改进。Welser等在70年代报告用5种α-KA替代相对应的氨基酸注射液（EAA）治疗慢性肾衰竭取得一定疗效。目前，大多将EAA与α-KA混合应用于临床。其原理在于减少氮代谢产物，减轻肾负荷，降低血磷及甲状旁腺激素（PTH），从而达到缓解症状、保持和改善肾功能、延缓病程的目的。目前已发现缬氨酸、亮氨酸、异亮氨酸、苯丙氨酸、甲硫氨酸和色氨酸等6种EAA及组氨酸均可由其相对应的α-酮酸转变而来。

α-酮酸疗法应在低蛋白膳食（15～30g/d）基础上进行。此外，胰岛素为调节α-KA代谢的主要激素，故在应用α-KA时，应有充足的葡萄糖及胰岛素供给。每日摄入热量应达到35～45kcal/kg。目前临床上常用的α-酮酸制剂为肾灵。在应用α-酮酸疗法时，应注意防止出现脱水、电解质紊乱、微量元素缺乏和高钙血症等。一旦发生，应积极纠正。

α-酮酸疗法的优点包括：①α-酮酸本身不含氮，故不会造成氮潴留，进而有延缓病程发展的可能。②α-酮酸可与氨生成必需氨基酸，增加尿素氮的再利用，为合成组织蛋白提供原料。其"节氮作用"较必需氨基酸更为显著，甚至达到后者的3倍。③α-酮酸制剂中含有钙盐，故有助于纠正钙磷代谢紊乱。其减轻甲状旁腺功能亢进的作用优于必需氨基酸。④可与透析疗法相结合。现已发现，对血液透析患者加用α-酮酸制剂，可减少透析次数，并减轻症状，延缓病程。⑤对食品中必需氨基酸含量的选择范围，较麦淀粉膳食为宽，故易于为患者接受。特别是在长期治疗的情况下，更是如此。

1. 复方α-酮酸对因透析而营养不良和脂代谢紊乱所起的纠正作用

在透析患者中50%～70%有营养不良，例如饮食不佳、蛋白质从尿中丢失、通过透析丢失，同时存在脂代谢紊乱。有证据表明，由于透析导致的蛋白质丢失可通过补充饮食中的蛋白质摄入而得以纠正。复方α-酮酸制剂是必需氨基酸和酮基类似物混合剂，酮基类似物不含氮元素，不产生含氮产物，同时α-酮酸类似物在生物体内重新构成相应的氨基酸，可减少尿素氮产生，增加蛋白质合成。除了重新利用氮，酮基类似物可引起多核糖体聚合增加，酮亮氨酸能刺激氨基转移酶活性，从而能刺激蛋白质合成和抑制蛋白质分解，故可纠正负氮平衡并改善蛋白质营养状况。研究表明，低蛋白质饮食加复方α-酮酸制剂治疗可减轻胰岛素抵抗，改善糖代谢；提高脂酶活性，改善脂代谢；减少蛋白尿排泄，延缓慢性肾脏病进展。

2. 复方α-酮酸对慢性肾病高血压的影响

血压升高是慢性肾病最常见的合并症，即使包括血管紧张素转换酶抑制剂（ACEI）和血管紧张素Ⅱ受体阻断剂（ARB）在内的多种降压药的治疗，要把慢性肾脏病患者血压控制在推荐的靶水平（130/80mmHg）以下常常困难。近年来，非药物干预即膳食治疗法备受关注。有研究提示，在严格限制蛋白质期间，蛋白质和钠的摄入量呈平行改变，即治疗后实际蛋白质和钠的摄入量同时减少。血压的下降可能与血压的盐敏感性有关，肾小球滤过率（GFR）正常的高血压患者，盐摄入显著减少时血压降低并不多。但对于慢性肾脏病患者，血压的盐敏感性随肾功能的恶化、胞外容积的扩大而增加，只要盐摄入减少，血压下降就十分明显。中、晚期慢性肾脏病患者，实际盐摄入减少3g/d，平均血压可降低8～9mmHg。在晚期肾脏病患者，盐摄入减少6g/d，平均血压可下降12mmHg，维持中性氮平衡。同时α-酮酸也有血管扩张剂的作用，有助于降血压。膳食疗法的缺点是，常因依从性低而造成研究失败。为了解决这一问题除了使患者了解极低蛋白膳食（sVLPD）的重要性及准确收集尿样外，研究者还需定时监测患者尿素氮、尿钠排泄量或血尿素氮水平，判断其是否达到要求。刘进等在研究中采用此法，使得试验组患者不仅血压降低，蛋白尿程度也有

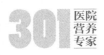
所改善，且营养状态无明显变化。因此得出一个结论，复方α-酮酸补充的sVLPD有效、安全，有益于中、晚期慢性肾脏病患者的降压治疗，是一种值得推广的膳食疗法。

3. 复方α-酮酸对早期糖尿病肾病的影响

复方α-酮酸可提供必需氨基酸，并能减少氨基氮的摄入。酮基或羟基氨基酸本身不含氨基，其利用非必需氨基酸的氮转化为氨基酸，因此可减少尿素合成，尿毒症毒性产物的蓄积也减少。酮基或羟氨基酸不引起残存肾单位的高滤过，减少机体蛋白质降解，减少蛋白尿漏出。一些糖尿病肾病患者，应用开同（复方α-酮酸片）能使血循环中胰岛素水平降低，这与胰岛素代谢清除率增加及α-酮酸促进胰岛素抑制内源性葡萄糖产生作用有关，使胰岛素抵抗降低、高胰岛素血症减轻、能量产生率增加，有利于血糖的控制，使糖代谢正常化。通过血糖和胰岛素抵抗的改善，还能纠正脂质代谢紊乱。有研究结果显示，与治疗前比较，治疗6个月后，治疗组甘油三酯（TG）降低，空腹血糖（FBG）降低，提示复方α-酮酸可以改善糖脂代谢。

4. 复方α-酮酸合理用药

在对慢性肾衰竭治疗药物应用分析时，发现临床中同时应用复方α-酮酸与小苏打的现象较多，而两者是有相互作用的。复方α-酮酸与制酸药如小苏打磷酸盐类及含鞣质的药物或饮料同用，易产生沉淀而影响吸收。所以应尽量减少或避免此类药物与复方α-酮酸的联合使用。

第六节

肾健康自查

肾是我们身体的重要器官，在身体中起"净化"的作用。其最重要的生理功能就是生成尿液，将我们身体的代谢产物及某些废物、毒素等随着尿液排出体外，同时肾能重吸收水分及其他有用的物质，并且可调节电解质及酸碱平衡，从而保证身体内环境的稳定，新陈代谢正常运行。

由此可见，拥有一颗健康的肾是非常重要的，所以我们日常生活中要非常重视我们的肾健康。除了参加定期的健康体检外，我们还要学会对肾的健康状况进行自查，要了解肾健康及肾病变时我们身体的表现，当身体出现一些症状时，可能提示我们的肾出了问题，需要及时就医。

一、肾健康时我们身体的表现

① 小便没有泡沫及异味：日常生活中我们的尿液没有泡沫且颜色清澈无异味。

② 身体局部无水肿：早上起床后脸部没有明显的水肿，或者下午我们的上下肢没有不正常的水肿现象。

③ 夜尿无增多：夜间排尿不超过2次，每次尿量200 ~ 400mL。

④ 无腰痛、疲乏、无力等不适。

⑤ 面色光泽，无浓重眼袋及面色苍白或发黑等。

二、肾病变的常见症状

临床上，有好多患者初次就诊就被确诊为"晚期肾病"，这是因为患者得病的初期，可能没有任何不适的感觉，即使有一些不舒服的表现，也不容易引起患者的重视。所以关注肾健康，早期发现我们肾的疾病显得尤为重要。首先定期的体检是必不可少的，其次，出现以下症状时，就要去医院，找专业的医生进行检查，排除一下肾是否出了问题。

1. 水肿

水肿可能是肾病患者最常见的一个表现。通常在晨起的时候会看见眼睑或者颜面水肿，劳累后加重，休息后减轻，严重时双脚踝内侧、双下肢等部位也会出现水肿。

通常情况下，我们饮水过多或者睡眠时间长，也可能会出现轻微或者一过性的水肿，但如果不是这样的水肿，则需要去排除一下，看看是不是肾出了问题，因为肾如果出了问题，我们身体的水分、代谢废物等无法从体内排出，就会出现水肿。

2. 尿液中带泡沫

在没有特殊饮食的情况下，如果尿液中的泡沫增多且持续存在，也就是泡沫长久不消失，这表明尿液中的蛋白质较多，这就提示我们的肾有可能出了问题，需要及时就医检查。

3. 血尿或者尿变色

在没有什么特殊原因的情况下，出现了尿中带血，或者尿液呈浓茶色、洗肉水样、酱油色或者浑浊如淘米水，并且没有尿急、尿频、尿痛及其他不舒服的情况下，我们就要考虑是不是肾出了问题。

4. 血压明显升高

肾功能不全的人，血压一定是偏高的，由于体内废物长时间不能排出体外，肾就会产生一些使血压升高的物质。同时血压高本身又会加重肾损伤。这里需要强调的是，肾病引起的高血压与其他高血压一样，也会出现头痛、头昏、眼花、耳鸣等症状，但有些患者长期血压较高，对高血压的症状已经耐受，可能没有任何感觉，所以经常测量血压就显得十分重要，不能单独依靠症状及自己的感觉来判断血压的高低。因此，对于初次出现的血压高或者高血压患者突然血压明显增高，就要排除肾病引起的可能性。另外，对于高血压患者，如果出现夜尿频繁，且症状持续1周没有改善，要到医院做检查。

5. 夜尿增多

正常人白天平均排尿3 ~ 5次，夜间排尿一般不超过2次，每次尿量200 ~ 400mL，如果排尿次数超过正常称为尿频。通常，成人在60岁以内，一般不应该有夜尿，如果在正常饮食下，年轻人多次夜尿或者老年人夜尿次数明显增多，千万不要以为是正常现象，这时我们需要排除一下肾脏的问题，这很可能是肾功能不良的早期表现，应及时去医院检查。这一点经常被一些老年人忽略。

6. 排尿量不正常

正常人24小时尿量约为1000 ~ 2000mL，如果24小时的尿量少于400mL称为少尿，如24小时尿量少于100mL或12小时内完全无尿，称为无尿；24小时尿量超过2500mL，称为多尿。因此，一个健康的成年人，如果没有发热、大量出汗或大量饮水等特殊情况，出现排尿次数和尿量过多或过少都要引起注意，很有可能是肾功能不良的表现，需及时就诊排除肾病。

7. 尿蛋白和尿潜血

体检的时候查尿常规，发现尿里有蛋白或尿潜血阳性，这是肾病的重要指征。这一点有时会被大家忽略，或者被一些非肾病专业的医生忽视。所以当发现体检尿常规有异常，应及时复查，同时建议找肾病专业的医师就诊，进一步确定原因。

8. 腰痛

肾区会感到酸痛不适，隐隐作痛，且带有持续性钝痛，肾结石患者甚至可出现绞痛症状，许多患者有轻微疼痛，自觉可以忍受，就不去就医，这是十分不可取的。

9. 尿路感染

刚开始时，患者可能会有经常性尿路感染症状，时间长了，就有可能演化为肾功能不全，所以尿路感染要及时治疗，同时避免反复出现的尿路感染。

10. 脸色苍白或者发黑

一般肾比较健康的人皮肤都富有光泽，如果看上去皮肤不好，没有光

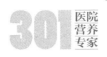

泽，眼袋浓重，脸色苍白、发黑，没有精神，也有可能是肾健康异常导致的。

11. 痛风、高尿酸血症

痛风、高尿酸血症都是血液中尿酸过多造成的，血液尿酸高的人尿酸会沉积在肾里，使肾功能受损。

12. 容易疲惫乏力

肾功能开始变弱的时候，很多身体内的废物难以从尿中排泄出去，或者我们的一些营养物质从肾漏出，然后从尿液排出，这样身体就会出现因某些营养素的不足而导致的疲倦、乏力。

13. 贫血

肾除了有排泄废物的功能以外，还有分泌促红细胞生成素的功能。如果在无其他出血原因的情况下出现了贫血，也可能是肾功能受损的一个症状，一定要去医院检查，排除肾性贫血。

14. 食欲不振

当肾功能出现异常的时候，身体内的代谢废物及毒素等无法排出，常常会出现食欲不振、厌食、恶心或者呕吐等症状，这也可能是肾功能不良的表现。临床上出现这些症状的患者常常去消化科诊治，而忽视了去肾内科排查，以致耽误治疗。

三、常见的关于肾的检查项目

1. 尿常规检查

尿常规检查包括尿液的外观、理化检查、尿沉渣检查、生化检查，是早期发现和诊断肾病的重要线索，但尿常规检查多为定性结果，常需要其他更敏感和精确的检查方可确诊。需要注意的是尿常规检查需要留中段尿，否则会影响检查结果。

2. 肾功能检查

肾功能检查项目很多，临床上一般指血尿酸、血肌酐、血尿素氮、血 β_2- 微球蛋白以及尿渗量、尿免疫球蛋白、24小时尿蛋白定量等，不同指标代表的意义各不相同。该检查可以早期发现肾病，并且可以了解肾受损的部位和程度，有助于临床诊断和治疗。

3. 影像学检查

肾的影像学检查包括超声显像、静脉尿路造影、CT、MRI、肾血管造影、放射性核素检查等。

4. 肾病理学检查

肾病所需的病理学检查标本多来自经皮肾穿刺活检术。这是一种有创伤的检查，但是对多种肾病的诊断、病情评估、判断预后和指导治疗非常有价值，尤其是各种原发性、继发性肾小球疾病等。

四、常见的肾病检查流程

通常情况下，如果我们出现上述症状，怀疑自己的肾出了问题，首先，需要做尿常规检查，通过尿液中的红细胞、白细胞、蛋白质等数据进行分析，判断肾病可能出现的部位及性质；其次，是做肾功能的检查，包括血清中肌酐、尿素氮、尿酸等的测定，帮助我们了解肾的功能情况，帮助诊断和指导治疗；再次，我们可以通过影像学检查，如B超、X线检查等，帮助我们了解病变的部位；最后，如果上述所有的检查都不能确定病变的具体性质，我们就需要做穿刺行病理学检查。

第七节
教你读懂肾功能报告

一、尿常规

尿液是人体泌尿系统排出的代谢产物，对其进行检查有助于泌尿系统疾病及其他系统疾病的诊断。尿常规化验单上的指标一般包括尿潜血、尿胆红素、尿胆原、尿酮体、尿蛋白、尿糖、尿液酸碱度、尿比重、尿沉渣等项目。

1. 尿蛋白

（1）原理

正常情况下，因肾小球滤过膜的孔径屏障及电荷屏障，只有分子量低于70000的带正电荷的白蛋白可能滤入原尿中，其中大部分又由近端肾小管重吸收。

（2）参考范围

尿蛋白阴性。

（3）临床意义

生理性蛋白尿：见于剧烈运动、发热、紧张等应激状态所致的一过性蛋白尿，又称功能性蛋白尿，多见于青少年，定性实验尿蛋白多不超过（＋），定量检验为轻度蛋白尿。

体位性蛋白尿：出现直立尤其脊柱前突体位，而卧位消失的轻、中度蛋白尿，又称直立性蛋白尿，见于瘦高体型青少年。

病理性蛋白尿：各种肾及肾外疾病所致的蛋白尿，如下所述。

① 肾小球性蛋白尿：见于肾小球肾炎、肾病综合征等原发性肾小球疾患，以及糖尿病、高血压、系统性红斑狼疮等继发性肾小球疾病。

② 肾小管性蛋白尿：见于间质性肾炎、肾毒性药物导致的肾小管损

伤、肾移植排斥反应等。

③ 混合性蛋白尿：见于肾小球和肾小管同时发生病变的肾病或一些全身性疾病（如糖尿病、系统性红斑狼疮）同时累及肾小球和肾小管等。

④ 组织性蛋白尿：多为轻度蛋白尿，见于肾小管疾病。

⑤ 溢出性蛋白尿：多见于浆细胞骨髓瘤、巨球蛋白血症。

2. 尿潜血

（1）原理

正常人尿液中没有红细胞或者偶有微量红细胞，如果红细胞的数量还有增加，临床上称之为尿潜血，一般出现尿潜血除了生理原因就要考虑肾的问题或者是尿路感染。

（2）参考范围

尿潜血阴性。

（3）临床意义

生理性异常：剧烈运动、重体力劳动或者久站之后。

病理性异常：肾炎、肾结石、肿瘤、血栓性血小板减少性紫癜、心肌梗死、动脉阻塞、肌肉萎缩、皮炎、多发性肌炎等。

3. 尿比重

（1）原理

尿比重是指在4℃下尿液与同体积纯水的重量之比，是尿液中所含溶质浓度的指标。尿比重测量用于估计肾的浓缩功能，反映肾对水分和盐类的调节功能。

（2）参考范围

成人1.003 ~ 1.030，晨尿常1.020左右。

（3）临床意义

生理性增高：见于极度缺水。

病理性增高：见于急性肾炎、糖尿病、蛋白尿、高热、休克、脱水等。

病理性降低：慢性肾炎、胶原性疾病、恶性高血压等。

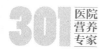

4. 尿糖

（1）原理

尿中排出的葡萄糖及微量乳糖、半乳糖、果糖、核糖等（主要指葡萄糖），正常情况下，含量很低，在血糖超过肾糖阈时，就会产生糖尿。尿中是否出现葡萄糖取决于血糖浓度、肾血流量和肾糖阈。当肾糖阈降低时肾小管重吸收葡萄糖的能力降低，此时出现的糖尿称为肾性糖尿。

（2）参考范围

阴性。

（3）临床意义

主要用于内分泌性疾病如糖尿病及其他相关疾病的诊断、治疗监测、疗效观察等。肾性糖尿可见于慢性肾炎、肾小管间质性疾病、肾病综合征、家族性肾性糖尿等疾病。

（4）病理性异常

① 血糖过高性糖尿：糖尿病、库欣综合征、嗜铬细胞瘤及胰腺疾病等。

② 血糖正常性糖尿：肾性糖尿病，见于各种原因引起的肾病。

③ 暂时性糖尿：饮食性糖尿、应激性糖尿、新生儿糖尿、妊娠性糖尿及药物性糖尿。

④ 非葡萄糖性糖尿：肾小管重吸收乳糖、果糖、核糖等能力远低于葡萄糖，当上述糖类摄入过多或体内代谢紊乱大量产生时，可出现相应的糖尿，多见于哺乳期妇女。

二、肾功能

肾功能检查是在实验室，用尿液的显微镜检查和化学检查以及血液的某些化学检查指标来衡量肾功能的变化。

1. 血肌酐测定

（1）原理

血中的肌酐来源包括外源性和内源性两部分，血肌酐几乎全部经肾小球滤过进入原尿，并且不被肾小管重吸收；内源性肌酐每日生成量几乎保持恒定，严格控制外源性肌酐的摄入时，血肌酐浓度为稳定值，因此，血肌酐浓度可以反映肾小球的滤过功能。

（2）参考范围

成人血肌酐：男性44～132μmol/L，女性70～106μmol/L（不同试剂或方法正常值范围略有不同）。

（3）临床意义

血肌酐升高：常见于各种原因引起的肾小球滤过功能减退，如食物中毒、肾衰竭等。

影响血肌酐浓度的生理因素：除受可控制的外源性肌酐影响外，还受机体肌肉含量、年龄等不可控的生理因素影响，因此，老年人、肌肉消瘦者血肌酐可能偏低，一旦血肌酐轻微上升，就要警惕肾功能减退，应进一步做内生肌酐清除率的监测。重症肌无力、妊娠、肌萎缩、衰老都会使肌酐浓度降低。

2. 血尿素测定

（1）原理

尿素是机体内蛋白代谢的终末产物，分子量小且不与血浆蛋白结合，可自由滤过肾小球。进入原尿中的尿素约50%被肾小管和集合管重吸收，肾小管有少量排泌。肾实质受损时随着肾小球滤过率下降，血尿素浓度会升高，通过测定血尿素或血尿素氮浓度可以观察肾小球滤过功能。

（2）参考范围

成人血尿素为1.8～7.1mmol/L（不同试剂或方法正常值范围略有不同）。

（3）临床意义

生理性改变：升高见于高蛋白饮食后，生理性降低见于妊娠期。

病理性升高：肾前因素，可见于急性失血、休克、脱水、烧伤等或充血性心力衰竭、肾动脉狭窄，应用糖皮质激素、四环素等；肾后因素，可见于尿路梗阻，如结石、肿瘤、前列腺肥大等；蛋白质分解代谢亢进，可见于甲状腺功能亢进、烧伤、消化道出血及挤压综合征等。

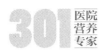

3. 血尿素氮测定

（1）原理

尿素氮是人体内氮的主要代谢产物，正常情况下，经由肾小球滤过随尿液排出体外。测定其含量可以粗略估计肾小球滤过功能，是肾功能的主要指标之一，用于诊断和治疗某些肾病和代谢紊乱。

（2）参考范围

成人1.4 ~ 8.3mmol/L（不同试剂或方法正常值范围略有不同）。

（3）临床意义

生理性增高：食用高蛋白的食物。

病理性增高：剧烈呕吐、消化道大出血、肠梗阻、长期腹泻、前列腺肿大、尿路结石、尿道狭窄等导致的尿路受阻、急性肾小球肾炎、慢性肾炎、肾病晚期、肾衰竭等。

尿素氮偏低：一般没有太大的问题，平时注意补充营养，定期复查。

病理性降低：急性肝萎缩、中毒性肝炎、类脂质肾病等。

4. 血尿酸

（1）原理

尿酸是机体内嘌呤代谢的最终产物，由肾小球滤过，大部分经由肾排出。肾小球滤过功能受损时，尿酸潴留于血中而导致血中含量升高。此项指标可早期筛查肾病变。

（2）参考范围

异常范围：男性 > 420μmol/L，女性 > 360μmol/L（不同试剂或方法正常值范围略有不同）。

（3）临床意义

生理性增高：见于妊娠反应、食用富含核酸的食物。

病理性增高：临床以原发性高尿酸血症为常见，但也见于其他原因引起的继发性高尿酸血症，如各种类型的急慢性肾病；药物及毒物所致，如利尿剂、铅中毒和乙醇中毒等；糖尿病、长期禁食、肥胖等所致的酮症酸中毒；肿瘤细胞大量增殖及抗癌药物化疗时；嘌呤代谢中特征性的酶原发性缺乏等。

5. 尿免疫球蛋白测定

（1）原理

免疫球蛋白是血清中的大分子蛋白，包括IgM、IgG、IgA等。正常情况下，由于肾小球基底膜的选择性功能使之不能透过，所以尿中含量非常低。一旦尿中出现大量免疫球蛋白，即说明肾小球底膜病变严重。尿免疫球蛋白的测定一般收集24小时的尿液送检，其数值可以评估慢性肾炎及肾病综合征患者病变程度和预后情况，对诊断尿路感染和泌尿道疾病也有参考价值。

（2）参考范围

IgG < 3ng/24h；IgA < 1ng/24h；IgM：0ng/24h。

（3）临床意义

免疫球蛋白病理性增高，常见于慢性肾脏病、肾病综合征、肾盂肾炎、膀胱炎、急性肾小球肾炎、慢性肾小球肾炎、尿毒症、某些高血压、肝硬化、甲状腺功能亢进、泌尿系统结石等。

6. 尿微量白蛋白测定

（1）原理

生理状况下，白蛋白几乎不能滤过肾小球，即使少量地滤入原尿，也可被肾小管重吸收。当肾小球受损，白蛋白在尿中的漏出量增加，即使早期的轻微受损，也会出现微量白蛋白尿。测定尿液中的白蛋白可反映肾小球受损情况。

（2）参考范围

定时留尿：每分钟白蛋白的排泄率AER < 20μg/min，24小时尿样本计算白蛋白的总排出量 < 30mg/24h。

（3）临床意义

尿液出现微量白蛋白主要见于糖尿病肾病早期、高血压肾病、狼疮性肾病等肾小球微血管病变早期，此外泌尿系统感染、心力衰竭、隐匿性肾炎等也可出现微量白蛋白尿。

剧烈运动后尿中可出现白蛋白，故样本采集应在清晨、安静状态下为宜。

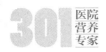

7. 尿渗量测定

（1）原理

尿渗量是指尿液中所含溶质的质粒数，它的大小取决于溶质的颗粒数，而与颗粒的种类、大小、所带电荷数无关。因此，尿渗量测定受其他因素的干扰少，更能真实地反映溶液中溶质的含量。监测尿浓缩功能及肾小管实质损伤。

（2）参考范围

成人尿渗量为600 ~ 1000mOsm/kgH_2O。

（3）临床意义

病理性增高：常见于糖尿病、急性肾炎、高热、出汗、呕吐、腹泻等。

病理性降低：慢性肾炎、慢性肾盂肾炎、多囊肾、尿酸性肾病、阻塞性肾病等。

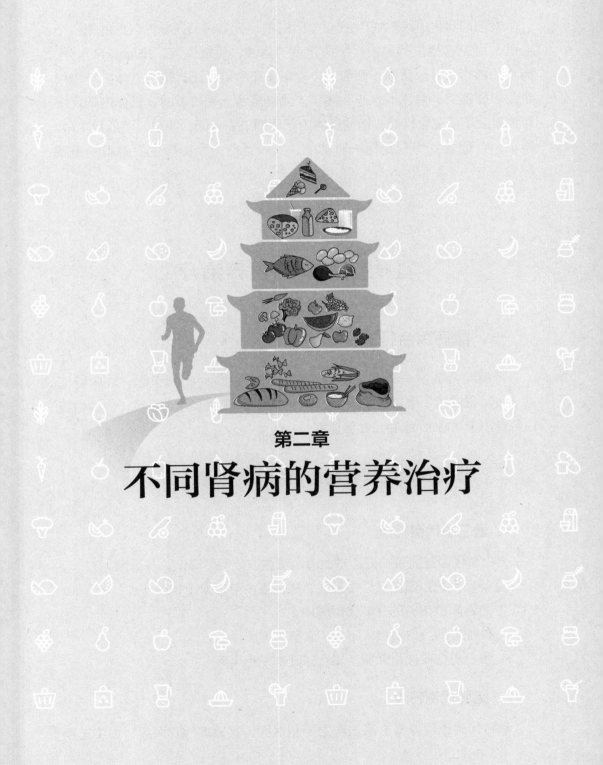

第二章

不同肾病的营养治疗

人们习惯将泌尿系统称之为"下水道",尤其将肾比喻为人体的第二个心脏,可见它地位的重要性。肾是调节体液,生成尿液,排除多余水分、废物和毒素,分泌激素,调节水、电解质和酸碱平衡,维持人体内环境稳定的重要器官。当"下水道"坏了,尤其是肾出现故障时,机体内的废物和毒素就不能完全排除,造成身体内部环境失去平衡,严重时可危及生命。所以,合理营养干预是保护肾功能、延长肾寿命、提高生活质量的重要环节。

第一节

肾病综合征的营养治疗

一、肾病综合征的概念

肾病综合征是一种常见的肾小球疾病,由多种病因引起。临床特征是:大量蛋白尿(尿蛋白排泄每日大于3.5g)、低血浆蛋白血症(血清白蛋白每升小于30g)、水肿和高脂血症。

二、肾病综合征营养代谢特点

1. 蛋白质代谢特点

蛋白质代谢最显著的变化是血清白蛋白浓度明显降低。其原因如下:

① 长期大量白蛋白从尿中丢失(尿白蛋白每日大于3g)。

② 血管内白蛋白的分解代谢增加。

③ 外源性的蛋白质摄入不足(食欲减退)。

④ 蛋白质合成代谢降低(如合并肝功能不全等)。

2. 脂肪代谢特点

脂肪代谢出现异常,常表现为高脂血症。实验室检查可见,血中总胆固醇、甘油三酯、低密度脂蛋白、极低密度脂蛋白均增高，高密度脂蛋白正常或者降低。高脂血症在疾病进入恢复期后还将持续存在。

3. 水、钠代谢特点

由于肾功能受损，肾小球滤过率减少，最容易引起水、钠潴留，表现为不同程度的水肿。

4. 矿物质和维生素代谢特点

肾病综合征患者矿物质代谢可出现低钾血症或高钾血症、低钙血症、骨质疏松、维生素D_3下降等。

三、肾病综合征的营养治疗

饮食治疗是一切疾病治疗的基础，是影响疾病预后的重要因素，要引起足够重视。

1. 蛋白质

根据病情确定蛋白质摄入量。一般主张患者肾功能正常时，给予正常量的蛋白质摄入，供给量约为每日每千克体重0.8 ~ 1.0g，再加上24小时尿蛋白丢失量，其中优质蛋白应占蛋白质总量的2/3以上。传统观念认为，由于患者出现大量蛋白尿，导致血中蛋白质浓度降低，应给予高蛋白膳食即每日每千克体重大约1.5g。但事实上，高蛋白饮食会增加肾的负担，加重蛋白尿并促使肾病变进一步发展。所以，目前一般不主张应用高蛋白饮食。当患者肾功能不全时，应立即限制膳食中的蛋白质摄入量。

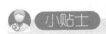 小贴士

什么是优质蛋白？

如果食物中蛋白质的氨基酸比例与人体蛋白质的氨基酸比例相似，这种蛋白质就容易被人体吸收利用，称之为优质蛋白，比如蛋类、畜瘦肉、

禽类、鱼类、奶类及豆制品。优质蛋白所含的必需氨基酸种类齐全、数量充足、比例适当。

2. 脂类

肾病综合征患者常伴有高脂血症，在饮食中要选择低脂饮食。脂肪摄入应占总能量的30％，各种脂肪酸的比例要恰当。胆固醇摄入每日不超过200mg。少吃油炸食品和动物油脂，可选择植物油，如花生油、玉米油、橄榄油、芝麻油等，也可选择富含可溶性膳食纤维的食物，如燕麦、米糠等来降低血脂。研究显示，深海鱼油可降低血脂，尤其降低血清总胆固醇（TC）明显。如果患者通过控制饮食，血脂不能达到正常水平，应使用相应的调脂药物。

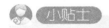 小贴士

什么是低脂饮食?

低脂饮食就是减少膳食中脂肪的摄入，根据病情的不同，每日脂肪的摄入量分别控制在50g、40g、20g或10g。

3. 能量

能量要保证充分，每天要有足量的碳水化合物摄入。建议：每日每千克体重不少于30 ~ 35kcal，并根据患者的身高、体重、性别、年龄、活动量、饮食史、合并疾病及应激状况进行调整。

4. 钠盐

限制钠盐饮食是纠正钠、水潴留的一项有效措施。要根据患者水肿和血压升高的程度，分别给予低盐、无盐或少钠饮食。尤其在使用大剂量激素治疗时，对钠盐的摄入要严格控制。食盐用量每日不超过2 ~ 3g（或酱油10 ~ 15mL），不吃食盐腌制食品。

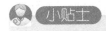 小贴士

什么是低盐膳食、无盐膳食、低钠膳食？

临床上限钠膳食一般分为三种：低盐膳食，指全天供钠2000mg左右；无盐膳食，指全天供钠1000mg左右；低钠膳食，指全天供钠500mg左右。

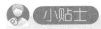 小贴士

小心食物中"看不见"的盐

很多食盐肉眼看不到，它们隐藏在加工食品和调味品中。调味品如味精、鸡精、酱油、黄酱、甜面酱、调料包、汤料包等，都含有高盐高钠；普通食品如香肠、挂面、火腿、榨菜、咸鸭蛋、五香鸡蛋等都含有盐；大多数零食，如炸薯片、炸薯条、话梅、椒盐葵花仁等也含有盐。以上这些都是看不见的盐，一定要引起重视。

5. 蔬菜水果

多吃新鲜深色的蔬菜、水果，可以增加维生素、矿物质以及膳食纤维的摄入。膳食纤维可以抑制胆固醇的吸收，增加胆固醇的排泄，起到调节血脂的作用。

四、肾病综合征患者饮食宜忌

1. 可选的食物

大米、面粉、各种新鲜蔬菜水果、蛋类、瘦肉、鱼类、乳类、植物油都可选用。

2. 慎用或忌用食物

粗杂粮、杂豆类（绿豆、红小豆等）、大豆类及制品；含钠较多的腌制食品如各种咸菜、咸肉、咸蛋等；含钠较高的调味品、加工肉制品以及各

种零食等；富含饱和脂肪酸的肥肉、动物内脏、动物油；刺激性调味品等。慎用含钾高的蔬菜、水果（如土豆、香蕉等）。

五、食谱举例

食谱1（提供能量约1500kcal）

> 早餐：牛奶250mL
>
> 　　　芝麻小火烧（富强粉50g）
>
> 　　　煮鸡蛋（鸡蛋1个）
>
> 　　　拌三丝（黄瓜50g、胡萝卜10g、粉丝10g）
>
> 午餐：米饭（大米75g）
>
> 　　　清炖鲤鱼（鲤鱼75g）
>
> 　　　素炒油麦菜（油麦菜150g、植物油10g）
>
> 　　　冬瓜汤（冬瓜50g）
>
> 加餐：苹果150g
>
> 晚餐：米饭（大米75g）
>
> 　　　鸡片柿子椒（鸡胸肉50g、柿子椒100g、植物油5g）
>
> 　　　清炒西葫芦（西葫芦100g、植物油5g）
>
> 加餐：猕猴桃100g
>
> 　　　全日总能量约1500kcal，碳水化合物230g，蛋白质59g，脂肪40g。

食谱2（提供能量约1600kcal）

> 早餐：牛奶250mL
>
> 　　　果酱面包（富强粉50g、果酱20g）
>
> 　　　鹌鹑蛋（鹌鹑蛋3个）
>
> 午餐：米饭（大米100g）
>
> 　　　清蒸鲈鱼（鲈鱼70g）
>
> 　　　清炒油菜（油菜200g、植物油10g）
>
> 　　　萝卜丝汤（萝卜50g）
>
> 加餐：火龙果150g

晚餐：番茄鸡蛋面（番茄100g、鸡蛋30g、富强粉100g、植物油10g）

蒸南瓜（南瓜50g）

加餐：橙子150g

全日总能量约1600kcal，碳水化合物251g，蛋白质59g，脂肪42g。

食谱3（提供能量约1700kcal）

早餐：牛奶250mL

馒头（富强粉75g）

蒸蛋羹（鸡蛋1个）

拌黄瓜丝（黄瓜50g）

午餐：米饭（大米100g）

肉炒藕片（瘦肉50g、藕100g、植物油10g）

蒜蓉西蓝花（西蓝花100g、蒜5g、植物油5g）

加餐：草莓100g

晚餐：蒸饺（富强粉100g、瘦肉10g、小白菜50g）

素炒油菜（油菜200g、植物油10g）

冬瓜汤（冬瓜50g）

加餐：鸭梨100g

全日总能量约1700kcal，碳水化合物273g，蛋白质64g，脂肪44g。

食谱4（提供能量约1800kcal）

早餐：牛奶250mL

小糖包（富强粉75g、红糖5g）

煮鸡蛋（鸡蛋1个）

拌心里美（心里美萝卜50g）

午餐：米饭（大米125g）

胡萝卜炖牛肉（胡萝卜50g、牛肉50g）

清炒茼蒿（茼蒿100g、植物油10g）

加餐：苹果100g

晚餐：包子（富强粉100g、圆白菜50g、瘦肉25g）

清炒丝瓜（丝瓜100g、植物油10g）

蒸南瓜（南瓜50g）

萝卜丝（白萝卜25g）

加餐：梨100g

全日总能量约1800kcal，碳水化合物281g，蛋白质68g，脂肪45g。

第二节
急性肾衰竭的营养治疗

一、急性肾衰竭的概念

急性肾衰竭，现称急性肾损伤，是由各种原因引起的肾功能在短时间内（数小时至数周）突然下降，而引起的以水、电解质和酸碱平衡失调以及含氮代谢产物潴留（如血肌酐、尿素氮升高）、尿量减少的综合征。

二、急性肾衰竭的病因

① 严重感染、大手术后、急性心肌梗死、创伤等。

② 输血或血管内溶血反应。

③ 由外源性和内源性肾毒素引起，比如生物毒素（蛇毒、青鱼胆、毒蘑菇等）、化学毒素（如砷、铅、汞、甲醇等）、X线造影剂、不适当地使用抗生素（如磺胺类、先锋霉素等）。

④ 其他疾病引起（如流行性出血热、妊娠中毒等）。

三、急性肾衰竭的临床分期

急性肾衰竭根据病情，通常分为少尿期、多尿期和恢复期三个阶段。

1. 少尿期（或无尿期）

本期为病情危重阶段，患者出现少尿（尿量每日少于400mL）或者无尿

（尿量每日小于100mL），氮质代谢产物排出减少。血肌酐和尿素氮升高，容易发生水过多、高血压、急性心衰和脑水肿等。短期内可出现高钾血症、代谢性酸中毒、低钠血症、低氯血症、低钙血症和高磷血症。本期一般持续10 ~ 14天，也有长达1 ~ 2个月者。

2. 多尿期

尿量逐渐增多，每日可达2500 ~ 3000mL，但肾功能并不能立即恢复，仍有血肌酐和尿素氮升高，可出现高钾血症或低钾血症。本期约持续2 ~ 3周。

3. 恢复期

本期尿量逐渐恢复正常，临床症状开始好转。但因组织中蛋白质被大量破坏，患者常有乏力、消瘦、肌肉萎缩等症状，多数患者在3 ~ 6个月里肾功能可恢复。

四、急性肾衰竭营养素代谢

1. 蛋白质的变化

体内蛋白质处于高分解代谢状态，机体呈现负氮平衡，很容易发生营养不良、抵抗力下降。

2. 矿物质的变化

在少尿期和多尿期，由于排尿量异常，可引起矿物质代谢紊乱。表现有高钾血症或低钾血症、低血钙和高血磷、低钠和低氯血症，重症患者还可能出现高镁血症。

3. 能量的需求

由于机体的代谢旺盛和能量摄入的不足，患者的能量代谢处于不平衡状态，如果不及时补充，患者的抵抗力将会受到影响。

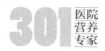

五、急性肾衰竭的营养治疗

1. 急性肾衰竭少尿期

（1）能量

急性肾衰竭患者的能量摄入应按照适量原则，能量不宜过高，如果增加能量摄入，有可能引起高碳酸血症，加重代谢紊乱。一般以每日每千克体重30～45kcal估算为宜。

（2）水分和无机盐

少尿期应严格限制水分摄入量，一般每天为1000mL，包括食物、饮水和输液量。常见食物的含水量见附录2，补水量以前一日尿量加500mL为当日摄入量。

因少尿期水分潴留，血钾、血钠升高，营养治疗中需要严格限制钾、钠，一般给予无盐（食盐每日少于1000mg）、低钠（每日钠少于500mg）的饮食。选择含钾低的蔬菜如南瓜、冬瓜、丝瓜、西葫芦、茄子、白菜等。

（3）蛋白质

少尿期要严格控制蛋白质的摄入，以低蛋白饮食为主。尤其对非透析治疗的少尿期急性肾衰竭更为重要。一般供给量为每日每千克少于0.6g。如果患者处于高分解代谢时，不适合低蛋白营养治疗，应采取替代性的透析治疗，给予高蛋白的营养支持，蛋白质摄入量应达到每日每千克体重1.2～1.5g。

🩸 **小贴士**

什么是低蛋白饮食？

低蛋白饮食是控制膳食中的蛋白质含量，每日摄入蛋白质的量在40g左右。

2. 多尿期营养治疗

（1）能量和蛋白质

本期患者尿量逐渐增多，肾功能逐渐恢复，患者的食欲有所改善，能量供给必须充足，可按每日每千克体重35～55kcal供给。进入多尿期5～7天后，氮质血症可逐渐减轻，蛋白质摄入量可按照每日每千克体重0.6～0.8g供给。其中优质蛋白质应占50%以上。如蛋白质摄入量达不到标准，可适当补充必需氨基酸或者α-酮酸制剂。

（2）水分和钾

水分补充应取决于前一日尿量。多尿期体内钾、钠和氮的代谢物可随尿液排出体外，水分和电解质（如钠）的摄入量不需控制太严。选择含钾丰富的新鲜水果（或水果汁）和蔬菜，是简单、容易被患者接受的补钾手段。富含钾的食物见附录1。

（3）维生素

多尿期患者对于脂溶性维生素需要注意了，往往有维生素K缺乏的情况，应常规补充。而其他脂溶性维生素如维生素A、维生素D一般不会在短期内缺乏，所以不需要补充。多尿期容易引起水溶性维生素的缺乏，要适当补充。

（4）多尿期食谱举例（普通半流质膳食）

> 早餐：牛奶200mL＋糖10g
> 　　　白米粥（大米50g）
> 加餐：鲜橙汁（橙子200g）
> 午餐：鸡蛋细面汤（面粉100g，鸡蛋1个，番茄150g，菠菜25g）
> 加餐：猕猴桃（100g）
> 晚餐：馄饨汤（面粉100g，瘦肉25g，白菜25g）
> 　　　全天用烹调油15g，食盐5g以下。
> 　　　本食谱提供能量约1500kcal，碳水化合物236g，蛋白质43g，脂肪40g。

3. 恢复期营养治疗

应逐渐增加优质蛋白质食物。每日蛋白质供给由每千克体重0.6～0.8g逐渐增加，当肾功能正常之后，膳食中蛋白质一般维持在每日每千克体重1.0～1.2g为宜。能量供给应充足，多吃富含维生素的水果和蔬菜，经常观察肾功能情况，并不断调整膳食内容。

第三节

糖尿病肾病患者的营养治疗

一、糖尿病肾病的概念

糖尿病肾病是糖尿病微血管慢性并发症之一，临床上比较常见。一般糖尿病发病10年以上合并肾病者约占10% ~ 33%。随着病程时间的增加而增加。此病是引起糖尿病死亡的主要原因之一。

二、糖尿病肾病的特点

临床上将糖尿病肾病从轻到重一般分为5期。1期、2期的患者一般没有症状，很难引起人们的重视。从3期开始，临床上有病症出现，实验室检查可见患者尿中的微量蛋白增高，此期又称为微量白蛋白尿期。该期是预防治疗的关键阶段，如果不能很好控制病情，就会进入第4期。第4期的特点是患者有大量蛋白尿、高血压、水肿等症状。一旦进入此期，治疗上就没有特别有效的办法。当病情继续发展进入到5期时，也就是糖尿病肾病的晚期，一般称为终末期肾病（尿毒症）。

三、糖尿病肾病防治措施

糖尿病肾病的发生率逐年增长，早诊断、早干预、早治疗尤为重要。有资料表明，早期一般采取综合防治措施效果最佳。具体措施有以下几种。

1. 控制血糖

采取积极有效的措施控制血糖，使糖化血红蛋白控制在7%以下。正常的血糖水平可使肾功能恶化速度减慢。

2. 控制血压

一般将血压控制在小于等于130/80mmHg，同时应监测肾功能指标如尿素氮和肌酐。

3. 控制蛋白质摄入量

早期适度的低蛋白饮食，对糖尿病肾病有好处，可使尿蛋白减少。据临床观察，给予糖尿病肾病患者每日40g优质蛋白质一年，不仅使尿蛋白减少、血清白蛋白增高，而且体重变化不明显。

4. 纠正脂质代谢紊乱

高脂血症患者在低脂饮食的同时，根据病情决定是否使用调脂药物。

四、糖尿病肾病患者饮食

糖尿病肾病患者的饮食安排比较困难，既要保证热量和营养充足，又要限制碳水化合物、脂肪和蛋白质。根据临床工作经验，设计出2种营养方案供参考。患者最好咨询专业营养师，结合病情、饮食习惯制定个性化的营养方案。

方案一 根据分期而设计营养不同的饮食

1. 1～2期

临床症状不明显，控制饮食比较困难。

2. 3期

碳水化合物供给的量应占到总能量的50%，蛋白质为每日每千克体重0.8～1g。可选用蛋类、奶类、瘦肉、鱼类等优质蛋白质。慎用动物内脏、蛋黄等。脂肪以植物油为主，可选用花生油、玉米油、橄榄油、芝麻油等。

3. 4期

蛋白质供给量为每日每千克体重0.8g，应选择优质蛋白质食物。有高血压和水肿的患者，应限制钠盐摄入，每日食盐2～3g。当每日尿量小于

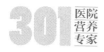

500mL时，要严格控制钠盐，同时要限制水分的摄入。每日摄入量要小于等于1000mL。

4. 5期

饮食要清淡易消化，可试用一周连续6天低蛋白饮食（每日每千克体重0.6～0.7g），第7天正常饮食。这样既避免了低蛋白血症，又可以减少氮质潴留。必须限盐限水，如有高血钾，则不选含钾高的食物，比如豆类及其制品、麦麸、小麦胚芽、菌类、马铃薯、香蕉、苦瓜等。可选含钾低的食物，比如蛋类、藕粉等。5期如果需要血液透析者，总能量和蛋白质的供给比例可提高，蛋白质达到每日每千克1g，选择鸡蛋、牛奶、瘦肉、鱼等动物蛋白，注意补充铁、水溶性维生素，可选软食和低磷食物。

方案二　针对营养素供给而设计的方案

1. 蛋白质

长期高蛋白膳食摄入可能加重肾负担，同时增加体内有毒代谢产物的产生和潴留，导致肾功能进一步损害。因此主张适量限制膳食中蛋白质，以减轻对肾的损害。一般建议膳食中蛋白质每日每千克体重（以标准体重计算）0.6～0.8g。对于3～4期的患者，在坚持糖尿病营养治疗原则的同时，每日蛋白质摄入要出入平衡，有利于肾功能恢复。当发展到晚期肾病时，蛋白质应严格限制，一般采用麦淀粉饮食。就是用含蛋白质低的部分麦淀粉，代替大米和面粉。这样可以节约植物蛋白数量，并用动物蛋白进行补充，更有利于满足体内生理需要。目前市场销售的有玉米淀粉、红薯淀粉。

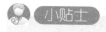 小贴士

什么是麦淀粉饮食？

将小麦粉中的蛋白质分离除去，剩余部分即为麦淀粉。麦淀粉中蛋白质含量很低，约为0.4%～0.6%，而小麦粉中蛋白质含量约为10%～12%。用麦淀粉制作的主食，部分或全部替代谷类食物，作为患

者每日供给能量的主要来源，可以减少膳食中植物蛋白摄入量，而减轻肾负担。

2. 能量

在低蛋白膳食时，能量供给必须充足，以满足正常生理需要。可选择一些能量高而蛋白质含量低的主食类食物，如藕粉、粉丝、山药、南瓜、芋头、菱角粉等，使膳食总能量达到标准要求，同时，相应减去这些食物作为主食所含的能量，保证供需平衡。

3. 脂肪

晚期肾病常合并脂质代谢障碍，需要低脂膳食。

4. 钠盐

当患者出现高血压、水肿时，要限制食盐。但如果伴有呕吐、腹泻时，限制食盐不能过严，甚至还需要补充。

5. 水分

当患者出现少尿或者无尿时，如何摄入水分就非常重要了，摄入水分太多，会加重肾负担，使病情恶化。一般每日入液量为前一日尿量加500mL。如果患者合并发热、呕吐、腹泻等症状时，应补充液体。这时需要了解食物含水量（见附录2），要出入平衡。

6. 矿物质

（1）钾

如果每日尿量大于1000mL，实验室检查血钾值正常，则不需要限制钾的摄入，可自由选择水果和蔬菜。当出现高血钾时，常对身体造成危害，应适当限制含钾高的食物如口蘑、菠菜、土豆、香蕉等，选择含钾低的蔬菜、水果，如冬瓜、西葫芦、南瓜、苹果、梨、西瓜、葡萄、菠萝等。

（2）钙

肾损害时，血中钙的浓度降低，应提高钙的摄入量。

（3）磷

肾受损时，对磷的排泄减少导致血磷升高。研究发现，高血磷对肾功能有损害。一般要求膳食磷每天控制在800mg以内即可。

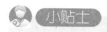 小贴士

含磷丰富的食物有哪些？

磷广泛存在于各种动、植物中，如动物内脏、瘦肉、蛋类、鱼类、干酪、干豆类、坚果、海带、芝麻酱等食物中。

五、食谱举例

食谱1：低蛋白普通膳食

　　早餐：牛奶200g
　　　　　麦淀粉蒸糕75g
　　　　　拌三丝（黄瓜50g、胡萝卜15g、青椒25g）
　　午餐：麦淀粉焖面100g（面粉75g、麦淀粉25g，鸡蛋50g）
　　　　　番茄白菜粉丝汤（番茄25g、白菜25g、粉丝10g）
　　加餐：蒸苹果（苹果150g）
　　晚餐：烙麦淀粉馅饼（面粉75g、麦淀粉25g、瘦肉25g、白菜25g）
　　　　　冬瓜粉丝汤（冬瓜50g、粉丝10g）
　　　　　全天用烹调油20g，食盐5g以下。
　　　　　本食谱提供能量约1500kcal、蛋白质36g、脂肪35g、碳水化合物276 g。

食谱2：低蛋白普通膳食

　　早餐：牛奶200g
　　　　　麦淀粉南瓜饼（麦淀粉100g、南瓜25g）
　　　　　拌圆白菜粉丝（圆白菜100g、粉丝10g）
　　午餐：麦淀粉蒸饺（面粉75g、麦淀粉25g、瘦肉25g、白菜适量）
　　　　　炒青椒丝（青椒100g）
　　　　　萝卜粉丝汤（萝卜25g、粉丝10g）

加餐：蒸鸭梨（150g）

晚餐：米饭（大米100g）

鸡蛋炒黄瓜（鸡蛋50g、黄瓜100g）

番茄粉丝汤（番茄50g、粉丝10g）

全天用烹调油20g，食盐5g以下。

本食谱提供能量约1800kcal、蛋白质38g、脂肪36g、碳水化合物314g。

第四节
慢性肾脏病的营养治疗

一、慢性肾脏病的概念

慢性肾脏病（CKD）是由各种原因造成的持续性蛋白尿、肾功能损伤而出现的一系列临床综合征。绝大多数的肾病患者会存在持续性尿液成分异常，包括蛋白尿、血尿，逐渐发生肾功能的损害，从轻到重，直至肾功能完全衰竭。由于肾具有强大的储备功能，慢性肾脏病早期往往没有明显的症状，随着肾功能的丧失，会出现不同程度的其他表现，比如反复恶心、呕吐、厌食、胸闷气急、贫血、高血压、水肿、皮肤瘙痒、骨质疏松、精神改变等。

二、分类

慢性肾脏病包括肾小球肾炎、肾小管间质性疾病、肾血管性疾病以及遗传性肾病等多种类型。我国目前仍以原发性肾小球肾炎较为常见（尤以IgA肾病最为多见），其次为高血压肾小动脉硬化、糖尿病肾病、慢性间质性肾炎以及多囊肾等。但近年来，伴随人口老龄化及人们生活方式的变化，糖尿病肾病、高血压肾小动脉硬化的发病率有明显升高。

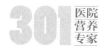

三、分期

目前国际公认的慢性肾脏病分期依据肾病预后质量倡议（K/DOQI）工作组制定的指南分为1 ~ 5期，如表2-1所示。

表2-1　K/DOQI对慢性肾脏病的分期及建议

分期	特征	GFR/ [mL/ (min · 1.73m²)]
1	GFR 正常或者升高	≥90
2	GFR 轻度降低	60 ~ 89
3a	GFR 轻到中度降低	45 ~ 59
3b	GFR 中到重度降低	30 ~ 44
4	GFR 重度降低	15 ~ 29
5	终末期肾病（ESRD）	<15或透析

注：GFR 为肾小球滤过率。

四、慢性肾脏病的营养需求

肾就是人体的"污水处理厂"，一旦"废物"过多，超过了肾的处理能力，必然导致肾的损伤。营养干预是临床治疗慢性肾病的主要手段之一。合理地减少一些物质的摄入就可以较少产生新陈代谢的垃圾，减轻肾的工作压力。这样，残余肾单位的超负荷状态就会缓解，损毁速度自然就慢了。而且，较少的代谢垃圾也能明显缓解慢性肾脏病的症状与发展。肌酐、尿酸、尿素氮这些含氮的代谢垃圾基本上是由蛋白质分解产生的，因此，慢性肾脏病患者的饮食控制首先是限制蛋白质摄入。

但是在实际的饮食控制中，患者往往会陷入误区：过分限制蛋白质，带来营养不良；过多摄入蛋白质，增加肾的负担；对热量的摄入重视不够。饮食营养够不够，取决于我们自身的身体状况、一天食物的组成，还有我们的饮食习惯。自身的身体状况也就是我们自身处于慢性肾脏病的哪个病程阶段。

当尿蛋白每日丧失约1 ~ 2g，可给一般饮食，只需要略限食盐。如果尿蛋白丧失较多或者血浆蛋白低下，无氮质血症，可适当增加饮食中蛋白质量，按每日每千克体重1g正常需要量供给，以免使身体抵抗力降低或体力减弱；能量供给按每日每千克体重30～35kcal给予，但应注意防止长期高蛋白饮食会增加肾负担，造成肾功能恶化。慢性肾炎急性发作期应按急性肾炎饮食治疗原则处理。高血压型肾炎应限制食盐的摄入，给予患者低盐或者短期无盐膳食；血压恢复后，仍应以淡食为主。蛋白质的摄入也应适当控制，以避免肾功能进一步恶化；肾功能减退者应限制蛋白质的摄入量，每日可摄入30～40g，应多采用牛奶、鸡蛋等高生物价优质蛋白，适当辅以α-酮酸或必需脂肪酸，以补充体内必需脂肪酸的不足。在低蛋白饮食时，可适当增加碳水化合物的摄入量，以达到机体能量需要，防止负氮平衡。当患者肾功能明显减退时，则不要过分限制钠盐，以免血容量不足，加重肾功能减退乃至出现氮质血症。

五、营养治疗

1. 油脂

由于鱼肉蛋奶均含有脂肪，且大多为饱和脂肪，对心血管负担大，烹饪用油就应该多选择植物性油，植物油含有不饱和脂肪酸，能预防和改善心脑血管疾病。

2. 蔬菜水果

一天至少吃500g蔬菜和200g水果，用来提供维生素和矿物质，可以增强免疫力，预防便秘和腹泻，控制血脂，保持肠道功能正常。

3. 饮水量

摄入的水量也要掌握一个平衡的原则，即每天以尿、汗、粪便和呼气等形式排出体外的水分要等于从饮食中摄入的水分。常用食物中的粥、豆腐、各种新鲜蔬菜和水果等含水量约为90%；米饭、红薯、土豆、新鲜肉类、蛋类、鱼虾类等含水量约为70%；馒头、饼、面包、点心等含水量约为30%。以体内水分衡定为原则，体内水分持续增加时要先减盐。少喝菜

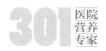

汤，口渴的时候可在口中含冰块，用冰水漱口，用有刻度的小杯子饮水。

4. 控盐小技巧

盐的减弱剂"糖"会增加盐的用量，调味时减少用糖；补充钾和钙可以促进钠的排出；别在汤太热的时候放盐；起锅前再放盐或者就餐时加盐；用酱油代替盐；改变烹饪方式，用糖醋烹饪，山楂和果汁刺激食欲（糖尿病患者禁用）；用新鲜的带香味的菜和香料替代盐以增加食物的美味（如葱、姜、蒜、辣椒、花椒、大料、醋等）；可以用胡椒粉或少许柠檬汁增加食物的味道。

对于多数慢性肾脏病患者，肾功能正常，不必对饮食限制过于严格，甚至偏食。慢性肾脏病"三分治疗，七分养"，这是一个漫长的过程，应该调整好心态，正确对待疾病。

第五节

肾结石的营养治疗

一、肾结石的概念

肾结石是泌尿系统常见疾病之一，是指肾毛细血管内形成结石。结石的主要成分通常为草酸钙，但是也可能存在尿酸盐、磷酸盐。正常的尿液含有许多成分，当体内某些不能够溶解的盐分增加的时候，身体会尽力通过尿液排出体外。如果缺乏多肽、菌蛋白、柠檬酸、镁和维生素B_6，都可以使得肾结石出现的概率增加。

二、肾结石的营养治疗

在我国，以草酸钙为主要成分的结石治愈后复发率达60% ~ 80%。因此，对于肾结石患者来说，注意饮食营养与饮用水质，并养成良好的生活习惯，是临床治疗和预防术后结石复发的重要保证。

1. 多饮水，增加小便量

多喝水可以降低尿液中那些会形成结石的盐类的浓度，增加尿量，使肾结石发病率下降。《中国居民膳食指南（2016）》推荐每日饮水量1500 ~ 1700mL，肾结石患者每日饮水不少于2L。可以在水中加入新鲜的柠檬片，柠檬中富含柠檬酸盐，有助于抑制肾结石。

2. 饮食营养

需要根据形成的结石成分相应调整膳食，以防止有结石倾向的患者加重结石，或切除术后结石复发。

以草酸钙或磷酸钙成分为主的患者，应采用酸性饮食使尿液酸化，可以适当多食用畜、鸡、鱼、鸭等各种肉食及蛋类等。尤其是草酸钙结石的患者避免选用牛乳、豆制品、田螺、虾米等高钙食物和草酸含量较高的甜菜、荸荠、苋菜、菠菜、青蒜、洋葱、茭白、笋、可可、茶等，膳食中富含维生素D的食物也宜少用。磷酸钙结石的患者饮食上除了限制钙摄取外，含磷高的食物也要限制食用，如牛奶、蛋黄、内脏、虾、葡萄干、麦片、全谷类、坚果类、巧克力、橙汁等。

以尿酸成分为主的患者，主要是由嘌呤代谢障碍而引起，患者应尽量避免摄入高嘌呤食物，如动物的脑、内脏、浓肉汤、浓鸡汤、沙丁鱼、蘑菇、豌豆、扁豆、菜花、龙须菜等。酒类及含酒精的饮料、浓茶、咖啡，以及味道强烈的香料及调味品等均不宜食用。同时还应该控制总能量，较正常人应减少10%，一般每日每千克体重能量给予20 ~ 30kcal。在限制总能量的同时，患者的体重可有所下降，但减轻体重不宜过快，要循序渐进，减得过快易导致体内产生大量酮体，与尿酸相互竞争排出，使血尿酸水平增高，会导致痛风急性发作。另一方面，应该控制脂肪的摄入。当体内脂肪增高，就会减少肠道中可结合的钙，而引起对草酸盐的吸收增多，容易出现排泄障碍，使得酮体增加，尿酸排出减少。尿酸结石患者的尿液多呈酸性，要多吃富含钠、钾、钙、镁的碱性食物使尿液碱化。

以胱氨酸成分为主的患者，要尽量选用胱氨酸、甲硫氨酸、半胱氨酸含量低的膳食，限制蛋、肉、鱼、虾等含甲硫氨酸高的酸性食物。多食碱性食物并且大量饮水。

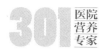

3. 合理补钙

肾结石的患者往往"谈钙色变",错误地认为肾结石的元凶是钙,其实不然。正常饮食中的钙并不会增加肾结石的发病率,摄入的钙还可以结合肠道内蔬菜含有的草酸形成不溶性的草酸钙,随粪便排出体外,减少了部分被肠胃吸收和经肾排出体外的草酸,从而减少了形成肾结石的概率。因此肾结石患者无需刻意降低膳食中钙的摄入量。但是在没有特殊疾病需要和医师指导下,不应再另外补充钙类药物和钙制剂。

4. 限量摄入糖类

糖是人体的重要养分,要经常适量增补,但一下子增加太多,也会给结石形成创造条件。有研究发现,不论正常人或者结石患者,在食用100g蔗糖后2小时去检查他们的尿,发现尿中的钙和草酸浓度均上升。因此,要注意少吃甜食。

5. 不要过多补充蛋白质

目前,我国居民膳食中蛋白质供给量是够的,一般人群没有必要再补充蛋白质;且蛋白质补充过多,反而增加肝脏和肾的负担,使尿钙排出量增加,从而加大患肾结石的风险,只有在疾病时或特殊需要时才补充蛋白质。

6. 减少盐分的摄取

应该将每日盐分的摄取量减少至2 ~ 3g。

7. 多运动

不爱运动的人容易使钙质淤积在血液中。运动可以帮助钙质流向它所属的骨骼。要多到户外走走,多做运动,整个人的精神面貌也会有所不同,充满活力。

其实无论属于哪种结石,日常饮食做到均衡,就是最佳的预防方式。各类食物的分配恰到好处,谷薯类、蔬菜水果、牛奶豆类、鱼禽肉蛋、油盐酱醋的数量和种类合理,再加上少量多次饮水、多运动,即是最佳的结石预防方式。

第六节

肾性贫血的营养治疗

一、肾性贫血的概念

肾性贫血，是由于肾功能受损造成肾促红细胞生成素（EPO）产生不足，导致红细胞生成减少、破坏增多和出血等症状的贫血。肾性贫血是慢性肾脏病（CKD）的常见并发症，严重影响患者预后及生存质量。

肾性贫血的主要原因是肾促红细胞生成素减少。此外，铁的摄入减少，蛋白质摄入减少、透析所致的营养流失等，使得不少肾功能受损患者发生缺铁性贫血导致叶酸缺乏，体内蛋白质减少。尿毒症毒素对骨髓产生抑制，也是引起肾性贫血的原因之一。

长期肾性贫血患者常出现的症状包括畏寒、疲惫、嗜睡、食欲缺乏、肌无力、活动能力下降、注意力集中困难、记忆力和智力下降以及休息或活动时气促、心悸、心绞痛等。体格检查患者可有贫血面容，呼吸频率加快，心动过速等。

二、肾性贫血的营养治疗

对于肾性贫血患者而言，除了使用药物治疗外，还应该改善自身的饮食习惯，加强营养治疗，以达到提高生活质量、延缓病情进展的目的和治疗效果。肾性贫血与肾功能息息相关，只有控制好肾性贫血，才能更好地为控制肾病进展提供有效保障，因此肾性贫血患者应严格遵循"三低饮食"，即低蛋白、低盐、低脂肪；并在膳食中加入富含铁质和维生素C的食物，以增加自身铁元素的转化与摄入，更好地减轻贫血程度；同时建立良好的个人生活习惯，调节自身情绪，合理分配工作与休息时间，做到劳逸结合。这样才能更有效地控制肾性贫血引起的肾病，更快地使身体恢复

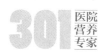

健康。

1. 提供足够的富含铁质的膳食

食物中铁的来源主要有两种，一种为动物性食物中的血红素铁，另一种为植物性食物中的非血红素铁。血红素铁容易被人体吸收，含血红素铁较多的食物有猪肝、猪心、瘦肉、动物血、鱼类、家禽等；而非血红素铁受膳食因素的影响，吸收率较低，含非血红素铁的食物有谷类、坚果类、豆类等。

2. 多吃富含维生素C的食物

维生素C有参与造血、促进铁吸收利用的功能，可促进蔬菜中非血红蛋白铁的吸收，若同时摄入富含维生素C的蔬果，可使铁吸收率增加2～3倍。尤其是胃酸不足的患者要适量进食含维生素C较多的食物，以增加胃酸，通过胃酸把食物中的无机铁转变为有机铁。富含维生素C的蔬菜有柿子椒、芥菜、豌豆苗、油菜薹等；富含维生素C的水果有柑、橘、橙、柚、鲜枣、猕猴桃、草莓、山楂和樱桃等。

3. 适量补充富含优质蛋白质的食物

应以含必需氨基酸丰富的优质蛋白质为主，如奶类、禽蛋类、瘦肉、豆制品、鱼虾等，优质蛋白质营养价值较高，易被患者吸收利用，可促进患者的恢复。

4. 补充能量及碳水化合物的摄入

应提供充足的能量，摄入量为每天每千克体重30～35kcal；碳水化合物的摄入量应在每天300～400g，以占热能的50%～60%为宜，可优先选择进食多种杂粮。

5. 减少过多的脂肪摄入

脂肪的摄入占总热量的20%～25%为宜，不宜过多，否则可影响消化吸收并抑制造血功能。以易消化的植物油为主，可以补充含n-3脂肪酸丰富的食物，如深海鱼类。

6. 纠正不良的个人饮食习惯

对于长期挑食、偏食的患者来说，要及时改变不良的个人饮食习惯，进行科学合理的膳食，摄入的食物种类要丰富，以保证充分的铁和营养供给。

7. 限制富含咖啡因和鞣酸的食物摄入

茶中的鞣酸、咖啡中的咖啡因等，均可降低食物中铁的吸收率。因此，在进餐时，应避免饮用这一类的饮品。膳食纤维过高的食物也应适当予以限制进食，以利于膳食中铁的吸收。

三、特殊性的肾功能受损所引起的肾性贫血的营养治疗

如尿毒症引起的肾性贫血，其饮食与一般饮食有所不同。

① 要供给患者足够的水果、蔬菜，以保证患者的营养需要。尿量过少者不宜食用含钾高的食物；忌吃抑制铁元素吸收的食物，如菠菜，菠菜中含有大量的草酸，容易与铁元素结合，影响胃肠对铁元素的吸收，不利于患者的恢复。

② 在补充富含优质蛋白质的食物时，要尽量限制蛋白质的摄入量，以降低血液中的非蛋白氮的含量，达到减轻患者肾负担的目的，每日的蛋白质摄入量以20～30g为宜。

③ 忌吃高脂食物，如肥肉、猪油、羊油等，由于此类食物富含大量的脂肪，容易导致肾静脉血管硬化，加重病情，也容易导致感染，不利于患者恢复。

④ 忌吃腌制的食物，如咸肉、咸蛋、咸鸭等，容易导致水钠在体内堆积，引起肢体水肿、血压增高、内环境紊乱等，使病情加重，因此要严格控制盐分的摄入。若患者水肿程度严重应忌食盐，水肿程度不明显可低盐饮食。

⑤ 忌饮烈酒，忌食油腻、辛辣等刺激性的食物。

⑥ 患者应调整日常生活与工作量，有规律地进行活动和锻炼，避免劳累；应注意保暖，避免寒冷刺激，并且预防皮肤及口腔感染；调节自身情绪，要保持情绪安定，避免情绪激动和紧张；饮食热量要充足，摄入优质

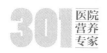

蛋白，尽量避免摄入以植物蛋白为主的饮食。

总之，肾性贫血患者在饮食上应做到热量、蛋白质、维生素及铁、锌、硒、钙、磷等元素的合理摄入。合理的营养支持在肾性贫血患者的病情恢复方面起着重要的作用，能有效缓解及改善患者体内的物质代谢紊乱，延缓病情，提高患者的生活质量。

第七节

高血压肾病的营养治疗

一、高血压肾病的概念

高血压肾病系原发性高血压引起的肾结构和功能损害，分为良性高血压肾硬化症和恶性高血压肾硬化症。前者是由于良性高血压（≥140/90mmHg）长期作用于肾所致，后者指在原发性高血压基础上发展为恶性高血压（舒张压>130mmHg）后引起的肾损害。高血压和肾损害如果同时存在，互为因果，互相加重。

二、高血压肾病的临床表现

良性高血压肾硬化症患者年龄多在40～50岁以上，高血压病史5～10年以上。早期仅有夜尿增多，伴微量白蛋白尿，继之出现蛋白尿（一般为＋至＋＋），部分患者可出现少量红细胞尿。高血压可导致其他脏器并发症：动脉硬化性视网膜病变、左心室肥厚、脑卒中。病程进展缓慢，少部分逐渐发展成肾衰竭，多数肾功能常轻度损害和尿常规异常。

恶性高血压肾硬化症，舒张压＞130mmHg，血尿（显微镜下血尿甚至肉眼血尿）、蛋白尿、甚至少尿无尿。实验室检查可见血肌酐迅速升高，短期内就可发展至尿毒症。常伴随恶性高血压其他脏器损害，如头痛、嗜睡、抽搐、昏迷、视物模糊、视力下降甚至失明、心脏扩大、心力衰竭。

三、高血压肾病的诊断

1. 体检

长期高血压（≥140/90mmHg）；有的出现眼睑和（或）下肢水肿、心脏扩大，眼底检查可见动脉硬化性视网膜病变。当眼底有条纹状、火焰状出血和棉絮状的软性渗出，支持恶性高血压肾硬化症。伴高血压脑病者可有相应神经系统表现。

2. 实验室检查

尿常规蛋白＋至＋＋，伴或不伴潜血。24小时尿蛋白定量多在2g以下。其他检查包括尿微量白蛋白、NAG酶、β2-MG增高，尿浓缩-稀释功能障碍，血尿素氮、肌酐升高等。

3. 影像学检查

B超显示肾早期多无变化，发展致肾衰竭时可出现肾不同程度缩小。核素检查早期即可出现肾功能损害。心电图常提示左心室高电压；胸部X线或超声心动图常提示主动脉硬化、左心室肥厚或扩大。

4. 活体组织检查

必要时，需从患者的肾脏中获取少许的肾活体组织进行病理学检查。

四、高血压肾病早期的三大症状

1. 夜尿多

如果没有缘由的夜尿增多，很有可能是高血压肾病的早期症状，因为持续的血压升高会导致肾小管的浓缩稀释功能下降。如果是病情严重的患者，会随着肾小球内压力的增加，出现蛋白尿或者血尿，严重的会发展到尿毒症。

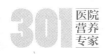

2. 视线模糊

看不清东西，即视力模糊等视网膜病变也是高血压肾病的早期症状。大部分高血压患者都会出现动脉硬化性视网膜病变，如果出现视力模糊、视网膜出血和双侧视神经盘水肿，就要警惕高血压肾病。而且，可能这一阶段已经发展为恶性高血压。

3. 恶心、呕吐

这是高血压肾病影响消化道的主要表现之一，当高血压伤了肾以后，体内尿素氮升高，会影响胃肠功能。所以，如果高血压患者突然出现恶心、呕吐的情况，且持续时间较长，那大家就要警惕高血压肾病的到来。

五、治疗方案

1. 严格控制血压

患者血压应降至140/90mmHg以下；合并糖尿病或高血压并发症（心、脑、肾）、24小时尿蛋白定量大于1g的患者，血压应降至130/80mmHg以下。

2. 合理选择降压药物

降压药可选用利尿剂、β-受体阻滞剂、钙拮抗剂、血管紧张素转换酶抑制剂（ACEI）及血管紧张素Ⅱ受体抑制剂（ARB）。

3. 治疗并发症

治疗高血压其他并发症，必要时需血液透析治疗。

六、高血压肾病患者的饮食原则

1. 摄入适量的蛋白质

高血压肾病患者应摄入适量的蛋白质。高血压肾病患者每天摄入蛋白质的量以每千克体重每天1g为宜，每周食用2～3次鱼类蛋白质，可以改善血管的通透性和弹性，增加高血压肾病患者尿钠的排出，从而达到降血压的作用。

如果高血压合并肾功能不全的时候，应该限制蛋白质的摄入。肾功能不全者，可按每日每千克体重0.5～0.6g供给。选用优质且利用价值高的动物蛋白食物，如鱼肉、瘦肉、鸡蛋、乳制品等。可以用小麦淀粉或薯类代替部分主食，以减少非优质蛋白质的摄入。

2. 多食用含钾丰富的食物

适用人群是肾功能正常者。多吃富含钾的蔬菜和水果，如海带、茄子、番茄、芹菜、西葫芦、蘑菇及各种绿叶蔬菜，水果有橘子、苹果、香蕉、梨、猕猴桃、柿子、菠萝、西瓜等。这些食物对于患者的病情恢复可以起到很好的作用。钾在体内能缓冲钠的作用。高血压肾病患者应该少吃肉汤类，因为肉汤中含氮浸出物增加，能够促进体内尿酸增加，加重肝、肾、心脏的负担。

3. 限制盐的摄入量

每日应逐渐减至6g以下，这一用量指的是食盐量，包括烹调用盐及其他食物中所含钠折合成食盐的总量。患者平时的饮食宜清淡，少吃咸食。少吃味精、酱油、咸菜、番茄酱、酱菜等腌制品；少吃香肠、酱牛肉、午餐肉、烧鸡等熟食，冰冻食品，罐头食品及方便快餐甜品。如果患者的盐分摄入过多会加重患者的水肿症状，适当地减少钠盐的摄入有助于降低血压，减少体内的水钠潴留。

4. 限制脂肪的摄入

在进行烹饪的时候，控制食用动物脂肪，选用植物油，如大豆油、玉米油、香油、菜籽油等较为合适，少吃含饱和脂肪高的食物，如肥肉、奶油等。可多吃海鱼，海鱼含有不饱和脂肪酸，能使胆固醇氧化，从而降低血浆胆固醇，还可延长血小板的凝聚，抑制血栓形成，防止脑卒中，还含有较多的亚油酸，对增加微血管的弹性，防止血管破裂、高血压并发症有

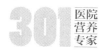

一定的作用。

5. 科学补充维生素和微量元素

在医生指导下选择补充维生素B_1、维生素B_2、维生素B_6、维生素C、叶酸、活性维生素D、铁等，但不宜补充维生素过量，以免对肾不利。

6. 低糖饮食

高血压肾病患者需少吃甜食，限制脂肪的摄入。甜食含糖量高，可在体内转化成脂肪，容易促进动脉粥样硬化。

7. 其他

① 起居适度。高血压肾病患者起床宜缓慢，早晨醒后不应立即下床，先仰卧片刻，活动一下头颈部和上肢，以适应起床时的体位变化。高血压肾病患者切忌屏气用力排便，否则有引发脑出血的危险。大便时蹲位易疲劳，坐便较适宜。

② 适当的体育锻炼，有利于缓解动脉的紧张，如散步、体操等，以不感疲劳为度。重症患者，应限制运动。尽量避免重体力劳动。

③ 保证充足的睡眠。午餐后稍活动，然后小睡一会儿，以半小时至1小时为宜。

④ 戒烟、戒酒。因为烟酒的摄入会引起心、脑、肾多器官的损害，所以如果患者抽烟的话，应当要在病情治愈以后再抽。

⑤ 适当摄入水分，喝水过多会加重肾的负担，使血压升高。

⑥ 一日三餐定时定量，不要过饥或过饱，不要暴饮暴食。

第八节

肾移植患者的营养治疗

随着科学的发展，医学的进步，器官移植已经成为治疗终末期肝、肾等脏器病变的有效治疗手段。肾移植就是俗称的"换肾"，是将健康者的肾移植给有肾病变并丧失肾功能的患者，是治疗慢性肾衰竭的一项有效手段。

一、肾移植后营养治疗的重要性

肾移植后，肾功能恢复及移植肾排斥治疗最为重要，营养治疗是保障健康、提高生活质量、延长生命的基本环节。肾移植营养不良患者极易发生感染及心脑血管疾病等，影响患者的生存质量，增加病死率。因此，对于肾移植患者及时发现和纠正营养不良，提供合理的营养支持，维持或改善营养状况，对肾移植患者具有重要的意义。同时，肾移植后由于手术引起的创伤及免疫抑制剂、糖皮质激素的应用，都会不同程度地影响机体的代谢，造成高血压、高脂血症、血钠和血钾的增高、血钙和血镁的降低等一系列并发症。这也是营养治疗需要充分考虑的。

二、肾移植术后营养治疗方案

肾移植患者术后第1～2天，由于手术、麻醉、肠蠕动尚未恢复正常，易引起腹胀，应禁食；术后2～3天，肠道功能恢复，可给予3%低蔗糖优质蛋白流质饮食，适当限制蛋白质摄入，热能来源以藕粉为主。蛋白质则要求优质蛋白占80%以上；术后3～5天为试餐阶段，可给予易消化、无刺激、质软的半流质饮食；术后5～7天至2～3个月，应尽早给予优质高蛋白、高维生素、低盐饮食，多补充逐水利尿含脂肪的鱼类，如黑鱼、鲤鱼、鲫鱼及冬瓜、薏仁等食物。同时，注意补钙，增加牛奶及高纤维的食物。服用环孢霉素A时，食用苏打饼干、水果，以防止或减少药物对胃黏膜的刺激。

肾移植术后恢复期一般都是以居家调理为主，由于纠正了尿毒症引起的多种损害，食欲明显增加，加之免疫抑制剂的作用，常会短期内增加体重。一般在术后的2～16个月内体重增长较快。由于术后应用环孢霉素A（高脂溶性的药物），是按照体重计算给药量的，若短期内体重增加过快，实际上是在减少药量，有增加排异的危险。此外，体重增加与术后高

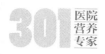

血压密切相关，并可引起血脂过高，这样就增加了患冠心病和周围血管病的机会。

因此，术后要根据患者移植肾功能的恢复情况及体重、劳动强度、有无感染等来决定供给热量。当肾移植患者的体重大于标准体重的5%～10%时，每日每千克体重应供热量25kcal，且鼓励患者多活动，监测体重。

肾移植术后早期患者通常伴有叶酸缺乏，适当补充叶酸可以预防巨幼红细胞贫血。并且需要适量补充多种维生素和微量元素（铁、锌、硒、硅），降低排斥反应，更好地恢复肾功能。

三、肾移植术后饮食建议

多吃粗粮（玉米、高粱、荞麦、薯类等），一方面粗粮里含有大量的B族维生素，另一方面粗粮里含有大量的食物纤维，可以促进胃肠蠕动。

多吃新鲜蔬菜，因为它含有丰富的维生素、纤维素和多种矿物质，比如胡萝卜含有丰富的胡萝卜素，白菜含多种维生素和无机盐。

肉类：总的来说"吃畜肉不如吃禽肉，吃禽肉不如吃鱼肉"。鱼类除含有优质蛋白外，还含有亚油酸、亚麻酸、花生四烯酸等人体必需脂肪酸及EPA（二十碳五烯酸）、DHA（二十二碳六烯酸），后两者可降低胆固醇、防止血小板聚合、降低血液黏度，可预防和治疗心血管病。吃鱼肉好并不是其他肉都不能吃，或者总吃鱼肉。因为肉类消化时间比较长，推荐在午餐时吃，肉量不宜超过200g，在早餐或晚餐时补充少量的牛奶和鸡蛋，就完全可以满足身体一天对动物蛋白的需要了。

水果：水果富含维生素和矿物质，可有效地降低心血管疾病和某些癌症的发病率，还具有抗衰老的作用。

禽蛋：每天一个鸡蛋，煮熟后食用，以利于消化吸收；

牛奶和奶制品：选择高钙低脂的牛奶和奶制品，最佳饮用时间是晚上睡前。酸奶是经牛奶发酵制成的，还可调节体内微生物平衡，且更容易消化吸收。牛奶及奶制品都不宜食用过多，以免增加肾负担。

大蒜：生大蒜是最好的广谱抗菌食物，特别是长期服用免疫抑制剂出现齿龈增生、口腔溃疡的患者。生大蒜还是很好的抗氧化剂，有降血脂、降胆固醇及减少血块凝集的功效，还可以预防和治疗胃肠道感染。

避免吃变质、过期的食物；勿过咸，除术后多尿期外，限制盐的摄入是很有必要的，无水肿、无高血压时则不必严格限制，可按世界卫生组织推荐的每天少于6g即可；适量饮水，每日饮水量应1500～1700mL；尽量避免摄入豆制品和面粉，若血肌酐持续在140μmol/L以下，各项生化指标正常，无明显感染、排斥、健康状况良好的患者，可在术后3～6个月后进食豆类及面粉、豆制品，每天低于50g。

饮食均衡，不需大补，避免过量蛋白质及脂肪的摄入；少食易致过敏的虾、蟹等贝壳类食物，避免饮酒，避免一些对肾有毒性的清凉解毒的食物；忌油腻，不食油煎炸的食品，并注意限制含胆固醇高的食物摄入，如动物内脏、蛋黄、蟹黄、鱼子、猪蹄等。

由于大剂量服用免疫抑制剂，对外界病菌的抵抗能力下降。如果吃的不干净，很容易出现疾病。患者要注意个人卫生外，有条件的话，应尽量在家中进餐或自炊自用。外面买来的熟食，一定要进行加工后再食用。尤其在夏秋季节，生吃蔬菜瓜果时，一定要清洗干净，谨防病从口入。此外，还应改变生活习惯，提倡少量多餐。

第九节
肾肿瘤的营养治疗

肾肿瘤，是人体泌尿男性生殖系统肿瘤中最常见的一种，欧美等地发达国家发病率较亚洲等地发展中国家发病率高，城市发病率较农村发病率高。在我国，肾肿瘤在泌尿生殖系统肿瘤中排在第二位，并且发病率呈逐年上升趋势。

由于肾肿瘤的发生是多方面因素共同作用的结果，食物营养与肾肿瘤发生存在密切关系，膳食结构不合理是导致发病的重要外部因素。吸烟、高摄入动物蛋白及脂肪，低摄入水果、蔬菜也是导致肾肿瘤的危险因素。

因此肾肿瘤患者应严格控制饮食结构，做到合理膳食，宜吃富含优质蛋白质、维生素及保护肾的食物，忌吃致癌、高脂肪及辛辣刺激的食物。在进行手术治疗、放疗及化疗的同时，应积极改善自身的饮食习惯，加强营养支持治疗，以达到加快术后身体康复、降低肿瘤复发风险、延长生命及提高生活质量的目的。

一、合理搭配膳食，保证食物多样性

以植物性食物为主，搭配多种蔬菜、水果和粗粮。每天应保证吃 2 ~ 4 种水果及 3 ~ 6 种蔬菜，减少精细谷类食品的摄入，多食粗制谷类食品。可适当在饮食中多吃含有钾、钙等无机盐较为丰富的食物，如芋头、南瓜、桂圆、香菇等。

二、宜补充富含优质蛋白质的低脂肪食物

蛋白质是人体必不可少的营养要素，但肾肿瘤患者的肾功能及储备受到相关疾病的影响，过多的蛋白质摄入会增加肾的负担，因此首选含优质蛋白质、低脂肪食物，如牛奶、鸡鸭肉、淡水鱼虾等。

三、多吃富含维生素 A、维生素 C 的食物

应摄取富含维生素 A 和维生素 C 的食物，维生素 A 多来自胡萝卜、深色蔬菜等食物中；维生素 C 多来自新鲜的蔬菜和水果中，其中西蓝花含有维生素 C、硒元素及丰富的胡萝卜素。

四、清淡饮食，限制总脂肪摄入量

饮食应清淡，不宜过咸，每天盐摄入量不得超过 6g，并严格控制糖分的摄入；限制各类脂肪摄入，尤其是动物类脂肪，选择植物类脂肪也应限量，总脂肪供能占总能量的 15% ~ 30%。

五、限制含有肾毒性物质的食物摄入

烹调肉类、鱼类等食物时温度不能太高，不吃烧焦的食物；不吃发生霉变和已经变质的食物；不吃烧烤和腌制的食物；对含有食品添加剂的食物要限量食用。

六、控制体重，积极运动，纠正不良的个人习惯

体重上避免过重或过轻，保持良好的体型。选择合适自己的运动项目，积极参加适宜的体育活动，如健步走、慢跑等。要做到运动适量，不可过度劳累。严格戒烟，做到适量饮酒或不饮酒。

七、合理用药，监测血压及血糖

平时应多注意保护身体，避免感冒等疾病，避免使用肾毒性药物，如非甾体类抗炎药、某些抗生素等，如果需要用药，应在医生指导下合理用药。每天监测血压及血糖，确认其保持正常范围，如发现异常情况，应及时就医。

八、肾肿瘤患者手术、放疗及化疗等治疗期间饮食

患者手术前应尽可能吃易消化吸收、富有营养的食品，如蔬菜粥、瘦肉末、鸡蛋羹等，以维持人体营养，增强机体的抗病能力，为手术治疗创造条件。

患者在手术后身体虚弱，因损伤正气，肾气大伤，伤气耗血，气血两伤，宜补气养血。食用富含蛋白质的食物，如牛奶、豆浆、土豆泥、青豆泥、鱼羹等，也可用枸杞子炒肉食用，不宜食用过量过饱。

肾肿瘤放疗期间饮食，由于肾阴亏损，宜食用滋阴补肾、养血生津之品，如可选用菠菜、葡萄、龙眼肉、核桃仁、枸杞子、银耳汤等进行调理。

肾肿瘤化疗期间饮食，由于患者气血两伤，加之药物副作用，而阴液耗伤，气伤血耗，更应进食滋阴补气的食物，如鱼羹、龟肉汤、香菇汤、

银耳汤、苹果汁、银杏、鸡汤等。如患者出现呕吐现象，可选用生姜汤，缓解病痛。

　　总之，肾肿瘤患者在饮食上应做到优质蛋白、维生素及多种微量元素的合理摄入，合理的营养支持治疗在肾肿瘤患者的病情恢复方面及后续生活中起着重要的作用，能有效改善及加快患者恢复身体健康，延缓病情，降低肿瘤的复发，更好地提高生活质量。

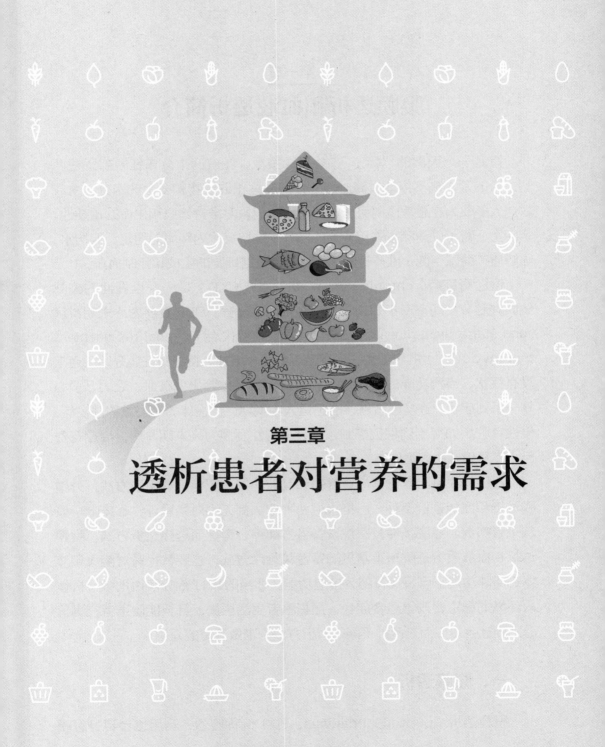

第三章

透析患者对营养的需求

第一节

腹膜透析和血液透析简介

肾是一个天然的"筛子"。外形像蚕豆，左右两个分布在腰部脊柱两侧。肾的工作是不停地过滤血液，排出身体里的废物和多余的水分，生成尿。大多数人在患病以前可能甚至还不知道肾对维持健康和生命的重要性。实际上，肾可以清除废物和多余的水分；维持身体内环境的稳定，保持水、电解质和酸碱平衡；维持骨骼的强壮；促进红细胞的生成和控制血压。

慢性肾脏病（chronic kidney disease，CKD）是一个世界性的公共健康难题，发病率逐年升高，分布存在地区差异。CKD发展为终末期肾病（end stage renal disease，ESRD）需要肾替代治疗（renal replacement therapy，RRT）的患者数在世界范围内逐年增加。慢性肾脏病开始时通常没有症状，当肾功能的破坏大于75%时，患者才会出现贫血、乏力、恶心等一系列症状。许多患者就诊时已进入中晚期，往往伴随着严重的并发症，慢性肾脏病如得不到积极控制，就会进行性发展为终末期肾病，治疗花费巨大，严重威胁人类健康。

透析疗法是治疗急慢性肾衰竭和其他一些严重疾病的重要方法，分腹膜透析和血液透析两种。严格来说两种疗法都无绝对禁忌证，临床上一般从患者病情、经济条件及医疗设备各方面综合考虑而选择透析方式。腹膜透析和血液透析是临床上常见的肾替代治疗方式，主要替代肾对溶质和液体的清除功能，可替代肾部分排泄功能。适当的RRT治疗可协助维持机体内环境的稳定，改善患者症状，提高患者生活质量，甚至能使患者充满信心回归社会。下面对两种不同的透析方法分别做简单的介绍。

一、腹膜透析

腹膜透析（peritoneal dialysis，PD）简称腹透，利用患者自身腹膜作为半透膜，通过向腹腔内灌注透析液，实现血液与透析液之间溶质交换以清除血液内的代谢废物、维持电解质稳定和酸碱平衡，同时清除体内过多的液体。腹膜对溶质的转运主要通过弥散，对水分的清除主要通过超滤。腹膜透析装置主要由腹膜透析管、连接系统、腹膜透析液组成，腹膜透析管是腹膜透析液进出腹腔的通道，需手术置入。

腹膜透析具有简单、方便，能有效保护残余肾功能和相对价廉等优点，多数情况下无需特殊器械，可以由患者或其家属在家中进行，在时间上更自由，对于中分子物质清除效果好，对于血流动力学影响小，在世界各地得到广泛应用。随着近十几年来腹膜透析技术的发展和更新，在操作、连接管设计、腹透液配方研制、腹膜透析患者管理以及对腹膜透析原理机制深入研究上的不断提高，腹膜透析患者的生存期、生活质量都有了很大的提高。

二、血液透析

血液透析（hemodialysis，HD）简称血透，是利用半透膜原理，通过溶质交换清除血液内的代谢废物，维持电解质和酸碱平衡，同时清除体内过多的液体。普通血液透析中弥散起主要作用，而血液滤过时对流起重要作用。血液透析过程中血液经血管通路进入体外循环，在蠕动泵即血泵的推动下进入透析器与透析液发生溶质交换后再经血管通路回输到体内。血液透析需要每周进行2~3次，每次4个小时。

血液透析是一种较安全、易行、应用广泛的血液净化方法之一。可以快速有效地清除废物和水分，由医疗人员在透析中心执行，家中不必准备透析用品，而且与其他患者或医护人员间的接触较为频繁，便于进行病情交流。血液透析分为多种不同的透析模式，可以根据不同的临床需要，甚至在病情的不同阶段，选择恰当的治疗模式。

腹透和血透疗效相近，各有优缺点，没有哪一种透析方式占绝对优势，临床上可互为补充。早期生存率腹透优于血透，长期生存率相当。腹透和血透的患者生存率在总体上是相当的。两者均需通过调整透析剂量和透析时间以达到充分透析，透析不充分是引发各种并发症和导致长期透析患者死亡的常见原因。目前临床所用的透析充分性概念以蛋白质代谢为核心，以尿素清除指数（*Kt/V*）为常用量化指标；生物价（biological value，BV）是反映食物蛋白质消化吸收后被机体利用程度的指标，是食物蛋白质营养价值评价的重要指标，生物价的值越高表明其被机体利用程度越高，最大值为100，生物价对指导肾病患者，特别是透析患者的膳食很有意义。生物价高，表明食物蛋白质中氨基酸主要用来合成人体组织蛋白，极少有过多的氨基酸经肾代谢，而从尿中排出多余的氮，能在很大程度上减轻透析患者肾替代治疗的负担。

关于肾替代治疗时机，即腹透和血透的治疗时机，一般根据患者原发病、临床表现、实验室检查结果以及经济条件等综合决定。过分强调保守治疗，开始透析时间过晚是十分有害的。尿毒症患者开始透析时间过晚，患者病情严重，透析前常因高血钾或心力衰竭致命。即使度过诱导透析期，患者一般状况差，并发症多。因此，尿毒症患者需要适时透析。对于CKD 4期以上或预计6个月内需要接受透析治疗的患者，建议进行肾替代治疗准备。通常对于非糖尿病肾病患者，当GFR < 10mL/（min·1.73m^2）并有明显尿毒症症状和体征，则应进行肾替代治疗；对糖尿病肾病患者，可适当提前至GFR < 15mL/（min·1.73m^2）时安排肾替代治疗。

第二节
透析前患者的蛋白质、热量和脂肪的需要

慢性肾脏病是各种病因引起肾损害和进行性恶化的结果，当发展到肾功能低于正常15%～20%时，肾明显萎缩，临床出现一系列全身严重症状，则称为尿毒症。上一节已阐述腹透和血透的治疗时机，透析导入前的患者一般已处于尿毒症期或尿毒症前期，患者将不可避免地进入肾替代治疗，而营养治疗的目的是缓解肾衰竭及其并发症的症状，延缓肾衰竭进展，下面主要谈一谈透析导入前患者营养治疗中蛋白质、热量和脂肪需要的特点。

透析导入前患者能量需要量应有个体差异，要保证充足的能量供给，满足机体生理需要，约为30 ~ 35kcal/（kg·d），每日摄入量约在2000 ~ 3000kcal。能量充足后才能减少机体蛋白质分解，减轻肾负担，含碳水化合物丰富的食物可作为能量的主要来源，建议与蛋白质食品一起摄入。每日总热量的50% ~ 60%由碳水化合物提供，如谷类、薯类、淀粉类，常见的淀粉食物包括麦淀粉、玉米淀粉、藕粉、粉皮、低蛋白米、低蛋白面粉、低蛋白面包粉等。

透析导入前患者很多症状和体征与蛋白质－能量营养不良有关，人体测量显示三头肌、肩胛下皮褶厚度，上臂肌围低于正常，提示脂肪储存减少，能量营养状况不良。对于肾病患者，体重往往不是一个反映能量营养状况的可靠指标，因为患者的水盐代谢状况不稳定。

透析导入前患者处于多种必需氨基酸（包括酪氨酸、组氨酸）缺乏的状态。透析导入前患者的氨基酸代谢紊乱，血浆氨基酸分析提示尿毒症患者多种必需氨基酸水平明显降低，不仅如此，苯丙氨酸羟化酶活性下降和组氨酸前体物质合成减少导致酪氨酸和组氨酸水平下降，使得这两种非必需氨基酸成为透析导入前患者的必需氨基酸。

由于氮质代谢产物潴留、代谢性酸中毒、蛋白质入量限制，透析导入前患者瘦体组织分解多于合成，处于负氮平衡状态，血清白蛋白、前白蛋白和转铁蛋白可降低；反映免疫功能的淋巴细胞总数和皮肤迟发超敏反应也用作蛋白质营养状况的评价指标，由于尿毒症毒素的作用，可表现为皮肤迟发超敏反应降低、淋巴细胞计数和体外淋巴细胞转化降低。

低蛋白饮食需经肾科医生和营养师处方并监控，是一种限制饮食中的蛋白质，一般按0.6 ~ 0.8g/（kg·d），配合必需氨基酸－α－酮酸制剂，同时保证足够能量摄入的饮食治疗方法。低蛋白饮食不仅能有效延缓慢性肾脏病的进程，改善尿毒症症状，矫正代谢紊乱，还能改善营养水平，延缓患者开始肾替代治疗的时间。但同时需注意优质蛋白与非优质蛋白的比例关系，根据患者个体差异而制定两者的比例，一般优质蛋白占总蛋白的50% ~ 70%。需限制植物蛋白的摄入量，采用淀粉作为主食代替大米、面粉，近年来临床常用麦淀粉作为主食，或部分代替主食以减少非必需氨基酸的摄入，麦淀粉饮食的使用减少了植物蛋白的摄入。同时，在限制蛋白质摄入量范围内选用牛奶、鸡蛋及瘦肉类等高生物价优质蛋白食物作为蛋白的主要来源，从而保证人体蛋白质代谢的需要，有利于改善患者血液中必需氨基酸和非必需氨基酸的比值，减少组织蛋白质的分解，达到使血尿素氮下降的目的。摄入大豆蛋白能降低肾小球滤过率和减少肾血流量，从而减轻肾小球高灌注及内压，减少氮源性产物聚积，延缓慢性肾衰竭恶化，因此大豆也属于优质蛋白食物。全天提供的优质蛋白尽量均匀分配在三餐中，既能减轻肾负担，又可以保证机体更好地吸收利用。

必需氨基酸（EAA）及α-酮酸治疗是慢性肾衰竭营养治疗最重大的进展，适用于透析导入前患者。研究显示，对尿毒症患者每日给予2g EAA氮（仅以此作为氮的唯一来源）以及足够的能量、维生素和矿物质，可使血尿素氮下降并减少组织蛋白质的分解，从而获得氮平衡，使许多尿毒症患者症状消失，这种效果被解释为内源性尿素被重新利用。α-酮酸本身不含氮，故不会造成氮潴留，它可与体内氨基酸代谢产生的氨基合成新的EAA，增加尿素氮的再利用。服用α-酮酸制剂需要配合充足能量的优质低蛋白饮食方案才能取得预期的临床疗效，要求低蛋白膳食控制在15～30g/d。此外，胰岛素为调节α-酮酸代谢的主要激素，故在应用α-酮酸时应有充足的葡萄糖及胰岛素供给，摄入的热量应达到35～45kcal/（kg·d）。临床上在应用α-酮酸疗法时，应密切注意防止出现脱水、电解质紊乱、微量元素缺乏和高钙血症等，一旦发生，应积极予以纠正。

低蛋白饮食执行过程中常会遇到一些问题，例如患者已发生了营养不良，根据肾病营养治疗原则，很多患者为了控制蛋白质的摄入而过度少吃，结果引发严重的能量不足及营养不良，导致病情加重；或者有的患者因为饮食单调口感差、食欲及情绪不佳、经常外出就餐、经济原因等很多问题而导致难以长期坚持而营养治疗效果不佳，这些问题都需要肾科医生和营养师协作通过加强对患者和家属的疾病宣教来进一步解决。

透析导入前患者容易合并高甘油三酯血症，这与饮食治疗时人为限制膳食中蛋白质的摄入而提高脂肪和碳水化合物供能比例有关，也与尿毒症继发的高胰岛素血症和高胰高糖素血症有关。烹调油占总能量20%，忌各种坚果，包括核桃、开心果等，如每日能量需要为2250kcal，则来自烹调油的能量为450kcal，折合烹调油50g，约5汤匙。

第三节

腹膜透析患者的营养管理

腹膜透析对于提高"肾障人士"的生活质量，是行之有效的肾替代治疗方法，但也不容忽视它的并发症——营养不良，这严重影响患者的生活质量和生存率，以下谈一谈如何对腹膜透析患者进行良好的营养管理。

一、找出病因，对症治疗

腹膜透析患者不单单肾有问题，一般还伴随其他系统的疾病，如冠心病、高脂血症、高血压、糖尿病等，这更容易导致营养不良并发症的出现，所以需要积极治疗合并症，进行合理的营养指导，将血压、血糖、血脂控制在合理范围内。腹膜透析患者容易发生炎症，其炎症通过多种途径导致腹膜透析患者食欲下降，摄入量明显减少而发生营养不良，且炎症与营养不良之间互为因果，最终可产生营养不良－炎症复合体综合征，从而导致腹膜透析患者心血管发病率和死亡率增加，这种情况下要积极进行抗炎治疗，因此治疗基础疾病及合并症是管理好腹膜透析患者营养不可缺少的步骤。

二、平衡膳食，注意用药

腹膜透析患者在清除体内代谢性毒物的同时也增加了组织蛋白和营养素的丢失。腹膜透析患者平均每天从透析液中丢失的蛋白质量有5～15g、氨基酸及肽类物质1.2～4.0g，再加上患者的摄入不足更加容易导致机体分解代谢大于合成代谢，蛋白质－能量呈负氮平衡，即"入不敷出"的状态，因此营养治疗的关键在于充分透析下保证碳水化合物、蛋白质、维生素、矿物质等多种宏量及微量营养素的供应。

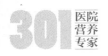

1. 合理能量供给

由于腹膜透析液含有葡萄糖，患者既要保证足够热量的摄入，也要避免摄入过多造成肥胖及血糖、血脂的升高，进一步造成心血管并发症的发生。因此，腹膜透析患者宜供给热量为35 ～ 45kcal/（kg·d）。

2. 补充优质蛋白

腹膜透析患者的蛋白质摄入量，国外多推荐每天每千克体重1.2 ～ 1.3g，其中至少50%为高生物价蛋白质，然而近年研究表明，这种蛋白质推荐剂量可能过高。高蛋白摄入如果不能相应增加透析剂量，就会导致透析不充分，并不能改善患者的营养状况。对于我国腹膜透析患者来说，每天0.8 ～ 1.2g/kg的蛋白质摄入可能较为合适，患者在每天透析剂量6 ～ 8L的情况下，即能维持透析充分及营养良好状态。腹膜透析患者一般以食用动物优质蛋白为主，比如牛奶、羊奶、牛肉、羊肉、猪肉、鸡、鸭、鹅、鸡蛋、鸭蛋、鹌鹑蛋、鱼、虾、蟹等。对于腹膜透析患者，作为优质蛋白的鸡蛋每日食用一个就可，不可过多，牛奶也可适量饮用。日常饮食中，应当每餐都分别摄取一定量的蛋白质，不能"饥一顿饱一顿"，因为人体没有为蛋白质设立储存仓库，如果一次食用过量的蛋白质，势必造成浪费，同时也增加肾负担。

3. 合理补充脂肪

腹膜透析患者每天脂肪摄入量为40 ～ 60g，脂肪占总能量的比例不能超过25%。每人全天烹调油用量为25g（约2 ～ 3平汤匙），宜采用植物油，如豆油、橄榄油、花生油等，同时需要限制食物中胆固醇的含量，含胆固醇高的食物包括动物内脏、蛋黄、鱼子、鱿鱼等。

4. 水、维生素及矿物质

维持性腹膜透析患者无尿或者少尿，应避免摄入过多的液体，每日入液量不超过1000mL，推荐每日液体摄入量=500mL+ 前一日尿量+ 前一日腹膜透析净脱水量（即超滤量）。腹膜透析患者大多同时存在着维生素及矿物质缺失现象，因此要补充维生素B_1、叶酸、活性维生素D_3、钙、铁、锌、硒等，多食新鲜蔬菜、水果，最好每天进食新鲜蔬菜不少于500g，水果200g，并注意增加深色或绿色蔬菜比例。腹膜透析患者要限制钠、钾、磷等元素的摄入，每日摄钠1000～1500mg为宜，这是一个相对较低的标准，要求每日食盐用量在1～2g，目的在于减轻患者在透析期间口渴感、减少水分的摄入。每日钾摄入以不超过2000～3000mg为宜，避免应用含钾高的食物，特别是对于无尿、少尿的患者，更要谨慎避免高血钾的出现。需指导患者认识含磷高的食物，并控制每日摄入的数量，其中包括：①含酵母的食物如乳酪等；②腰果，花生，豆类（如红豆、绿豆等）；③米面避免全麦面包或糙米；④动物内脏、鱿鱼、虾类等；⑤蛋黄。

5. 进行必要的药物辅助治疗

蛋白质摄入不足的腹膜透析患者，长期口服必需的氨基酸，既补充必需氨基酸，又不增加氮的负荷，并可促进蛋白质的合成及利用，减少其分解，促进组织和细胞损伤的修复，增强机体免疫力。使患者营养状况明显改善。腹膜透析患者每天摄入优质蛋白0.6～0.8 g/kg辅以α-酮酸治疗，可有效保护患者残余肾功能，同时可避免患者出现营养不良和炎症。

三、加强宣教，适度运动，调护心情

1. 加强宣教

定期对患者进行门诊及电话随访，了解、指导、再培训患者，对提高患者透析充分性、改善营养状态、降低透析并发症及提高整体综合治疗水平有重要意义。同时，家庭的支持和关怀对于患者的腹透质量和心理状况也有明显帮助，建议增加家属沟通及家庭护理方面的宣教。另外，传统中医中药对于营养不良的症状改善或许有帮助，穴位针灸能改善腹透患者的营养状况，其机制可能与调整机体内环境和促进食欲相关。

2. 适度运动

患者在血压控制良好的情况下，可适当进行体育锻炼，慢跑、散步、按摩、太极拳等可以增加脾胃运化，改善营养及血糖、血脂等指标。

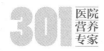

3. 调护心情

调畅情志，近一半患者有焦虑、忧郁、恐惧等不良情绪，这可以引起交感神经兴奋，抑制肠蠕动和消化液分泌，降低食欲。建立良好的医患关系，定期进行心理疏导，组织肾友会，帮助患者回归家庭及社会。

腹透患者的膳食要根据透析时间长短、病情严重程度及个人身体条件等因素来制定，需兼顾患者日常营养需要和补充被消耗的营养成分，并遵守以下原则：保证能量供应，提供足量的碳水化合物和蛋白质，控制脂肪和胆固醇的摄入，补充足够的维生素和适量的矿物质。尿毒症患者易患胃炎、肠炎而有腹泻，甚至有大便隐血，因此宜给予易于消化的软饭类。

四、腹膜透析食谱举例

下面列举了三个腹膜透析的食谱，如表3-1～表3-3所示。食谱均是按照标准体重为60kg维持性腹膜透析患者设计的，供给热量为35kcal/（kg·d），推荐总热量约为2100kcal/d，设计每日食谱的总热量时应减去腹膜透析时透析液中所含葡萄糖被人体吸收的大约500～700kcal，因此碳水化合物必须相应减少，食谱所需要提供的能量约为1600kcal。

表3-1　腹膜透析患者食谱举例一

餐次	食物内容及数量	总能量及营养成分
早餐	炒粉丝（干木耳10g，圆白菜100g，鸡蛋50g，粉丝75g） 蒸茄泥（茄子100g） 陈醋5mL，烹调油10g，食盐1g	能量1648kcal 蛋白质72g 脂肪56g 碳水化合物226g 钠2148mg 钾2742mg 钙867mg 磷982mg 胆固醇475mg 膳食纤维17g
午餐	米饭（大米50g） 炖羊肉胡萝卜（羊瘦肉75g，胡萝卜100g，洋葱50g） 上汤娃娃菜（娃娃菜200g，皮蛋5g，虾皮3g） 烹调油15g，食盐1g	
午加餐	橙子200g	
晚餐	油菜牛肉龙须面（龙须面50g，牛瘦肉50g，油菜150g） 柿椒烩蛋白（柿椒50g，鸡蛋3个） 素烩冬瓜（冬瓜100g） 陈醋5mL，烹调油15g，食盐1g	
晚加餐	酸奶200mL	

注：该食谱维持性腹透患者蛋白质摄入设定为1.2g/（kg·d），并且以优质动物蛋白为主；保证充足的能量供应，主食尽量选用含蛋白质低的细粮，例如粉丝、粉皮、藕粉、低蛋白大米、低蛋白面等。

表3-2 腹膜透析患者食谱举例二

餐次	食物内容及数量	总能量及营养成分
早餐	凉拌粉皮（粉皮50g，黄瓜100g，绿豆芽100g） 拌西芹百合（西芹25g，百合25g） 洋葱柿椒炒蛋白（洋葱25g，柿椒25g，鸡蛋白3个） 陈醋5mL，香油5g，烹调油5g，食盐0.5g	能量1615kcal 蛋白质72g 脂肪48g 碳水化合物233g 钠2071mg 钾3141mg 钙602mg 磷1112mg 胆固醇202mg 膳食纤维15g
早加餐	藕粉50g	
午餐	米饭（大米50g） 清蒸鲫鱼（100g） 炝青笋条（150g） 茄汁菜花（番茄100g，菜花150g） 烹调油10g，食盐1g	
午加餐	苹果250g	
晚餐	馒头（标准粉25g），大米粥（大米25g） 清蒸冬笋鸡条（鸡胸脯肉50g，冬笋25g） 素烩丝瓜木耳（丝瓜100g，干木耳5g） 素炒小白菜（小白菜200g） 烹调油15g，食盐1g	
晚加餐	脱脂牛奶200mL	

注：该食谱维持性腹透患者每日碳水化合物供给量应按1/3、1/3、1/3的比例分三餐摄入。

表3-3 腹膜透析患者食谱举例三

餐次	食物内容及数量	总能量及营养成分
早餐	馒头（白面25g） 豆角烧茄子（豆角50g，茄子100g） 煮鸡蛋1个（鸡蛋50g） 烹调油5g，食盐1g	能量1615kcal 蛋白质74g 脂肪45g 碳水化合物235g 钠1913mg 钾2404mg 钙591mg 磷942mg 胆固醇526mg 膳食纤维13g
午餐	酸汤肥牛米粉（米粉75g，肥牛片75g，灯笼椒50g，金针菇50g） 黄瓜荸荠炒虾仁（虾仁75g，黄瓜100g，荸荠50g） 清炒西葫芦（西葫芦100g） 陈醋5mL，烹调油10g，食盐1g	
午加餐	香蕉200g	
晚餐	米饭（大米50g） 清炒西蓝花（西蓝花100g） 韭菜蛋白炒粉丝（粉丝75g，韭菜50g，鸡蛋白3个） 烹调油10g，食盐1g	
晚加餐	酸奶200mL	

注：该食谱中金针菇、茄子和韭菜富含膳食纤维和矿物质，具有降低血胆固醇和甘油三酯的作用，在限油和限盐同时更有利于腹透患者的健康。维持性腹透患者每日膳食中脂肪总量以40～60g/d为宜，其中烹调用量为20～30g/d，应注意尽量少用肥肉、动物内脏、动物脑及肉皮等。

第四节

血液透析患者的营养管理

一、透析的概念

说透析大家可能觉得陌生，但是过滤就很熟悉。透析类似过滤，它是根据半透膜的膜平衡原理，帮助具有排泄障碍的肾清除血液里的代谢废物；同时，保持人体内水、电解质及酸碱平衡，达到替代已丧失的肾功能、维持患者生命的目的。

二、血液透析对健康的影响

血液透析一方面可以净化血液，降低蛋白质代谢废物（主要是尿素、肌酐等）对人体的毒性反应；另一方面透析的并发症会导致患者营养不良，例如透析会引起消化道反应、心理问题，透析使用的药物会降低食欲，导致食物摄入不足，影响患者营养状况。维持性血透患者的营养指标改变见表3-4。

表3-4　维持性血透患者营养指标改变

项目	发生率/%
皮褶厚度减少	20 ～ 60
上臂肌围减少	0 ～ 44
低血清白蛋白血症	13 ～ 17
血清转铁蛋白降低	30 ～ 60

三、血液透析患者常见饮食误区

血透患者营养治疗过程中常常存在两个不同极端的问题。

一方面多见于那些很年轻就开始透析的患者，随着透析的进行，体内毒素被清除，消化道症状及食欲明显改善，会误以为血液透析可以完全代替肾，开始毫无顾忌大吃大喝。

另一方面对于多数透析患者，尤其是老年人，由于食欲差或对饮食过于严格限制，普遍存在蛋白质-能量营养不良。

从营养学角度来说，第一类患者忽略了血透治疗的局限性。虽然血透治疗是模拟肾的排泄、维持水电解质平衡的功能（清除体内毒素），但是常规透析治疗一般一周2～3次，无法像正常肾24小时持续工作。因此无节制的饮食往往会导致高钾、高磷、酸中毒等情况出现，严重的会出现心脑血管并发症从而威胁生命。

另一类患者可能是由于多种原因导致食物摄入减少，分解代谢增加，营养支持没有及时跟上导致营养状况就越来越差。

四、透析患者饮食建议

血透患者应该在专业人员的帮助下进行营养状况分析，综合其治疗方案、营养不良发生原因，给予合理的个体化营养治疗方案。

1. 总能量和蛋白质

一般患者总能量应按30kcal/（kg·d）给予，对于老年人和体力活动明显减少的患者按25kcal/（kg·d）给予比较适宜。如果患者体重超过或低于标准体重20%，可适当减少或增加热量供应。

蛋白质的摄入应按1.0～1.4g/（kg·d）。根据血透次数和患者代谢情况，若每周3次血透，蛋白质最低需要量为1.0g/（kg·d）。建议2/3以上为优质蛋白，富含优质蛋白的食物包括牛奶、鸡蛋、鱼、家禽类、瘦肉、大豆类等。

2. 碳水化合物和脂肪

碳水化合物也就是主食的供给应以复合糖类为主，也就是谷薯类食物，供能比应占总能量的60%。

血透患者中约有40% ~ 60%的患者合并高脂血症。建议脂肪供能比不超过总能量的30%，并且应注意限制饱和脂肪酸和多不饱和脂肪酸，增加单不饱和脂肪酸。尽量食用植物油，少用或者不用动物油，优先选择橄榄油、亚麻籽油等植物油。

3. 适量限制水的摄入

对于还有残肾功能、尿量正常的患者（残余尿出量 > 1500mL/d），水的摄入可不加限制。患者自己可根据有无水肿症状、透析间期体重有无增加予以调整。

对于少尿和无尿的患者，应根据前日尿量严格限制每日的饮水量，一般每日水摄入量 < 1000mL/d。

饮食清淡，少吃含盐高、含水量高的食物。稍微口渴时用棉棒润湿嘴唇或清水漱口后吐掉是控制饮水的小技巧。根据各自不同透析方案，保证透析间期体重增加控制在体重的5%以内，最好在2.5 ~ 3.0kg以下。

4. 限钠、限磷，根据血钾水平调节钾摄入

透析患者往往伴有高血压，随着尿量的减少容易出现水钠潴留，应严格限制钠的摄入。根据有无水肿和高血压，盐的摄入控制在3 ~ 5g/d。除了食盐外，还应控制含钠高的食物，如加工食品、加碱食品、腌制食品、味精等。

还有一些控盐小技巧，如尽量利用食物本身味道（蒸、炖）；可适当利用葱、姜、蒜的特殊味道；可适当利用酸味、甜味等调味品替代食盐；做菜时不要放入所有酱油，留一部分蘸着吃；炒菜后吃之前放盐；逐步改变饮食习惯，减少外出就餐。

高磷血症也是透析患者最常见的并发症，是透析患者心脑血管并发症高危因素。但磷往往存在于优质蛋白中，因此对于高磷血症患者，只需限制坚果、杂豆、菌类、动物内脏、五谷、奶制品、肉汤及可乐等饮料，不应因为惧怕高磷而盲目限制优质蛋白摄入导致营养不良。对于合理摄入蛋白仍然存在高磷的患者，可予以磷结合剂，或者用低磷蛋白粉替代部分优质蛋白食品。

血透患者随着尿量减少，往往容易出现高钾血症。高钾血症的患者应避免含钾高食物，可多选择瓜类蔬菜。食材先切后洗；绿叶蔬菜可浸于清水中半小时以上，再放入开水中焯一下；避免"汤泡饭"；不食用高钾低钠盐等。

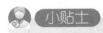 小贴士

食物中的磷

磷在食物中以有机和无机两种形式存在，新鲜的肉类、植物来源食物含有的磷是有机磷为主，吸收率较低。无机磷一般是作为食品添加剂添加到食物中，吸收率高达90%以上。一些饮料（如可乐等）、肉类、速食食品、奶酪、烘烤食品中含磷量较多。

5. 维生素

透析治疗时血液中水溶性维生素严重下降，如B族维生素、维生素C等，其中叶酸、维生素B_6及维生素C尤为重要，可适当予以补充。

6. 食谱举例

早餐：牛奶300g，炒油菜（油菜150g）、鸡蛋饼50g（面粉50g、鸡蛋40g）。

午餐：大米饭100g，黄瓜木耳虾仁（鲜虾100g，黄瓜、木耳适量），白菜粉丝汤（白菜50g、粉丝10g），低磷蛋白粉10g。

晚餐：瘦肉炒粉皮（瘦肉50g、粉皮100g），圆白菜炒番茄茄丁（圆白菜100g、茄丁50g、番茄25g），紫米粥（紫米25g），馒头50g。

全天用烹调油20g，食盐5g以下。

一日食谱中蛋白质60g，其中优质蛋白42g，占总蛋白比70%，全日总能量1500kcal左右。

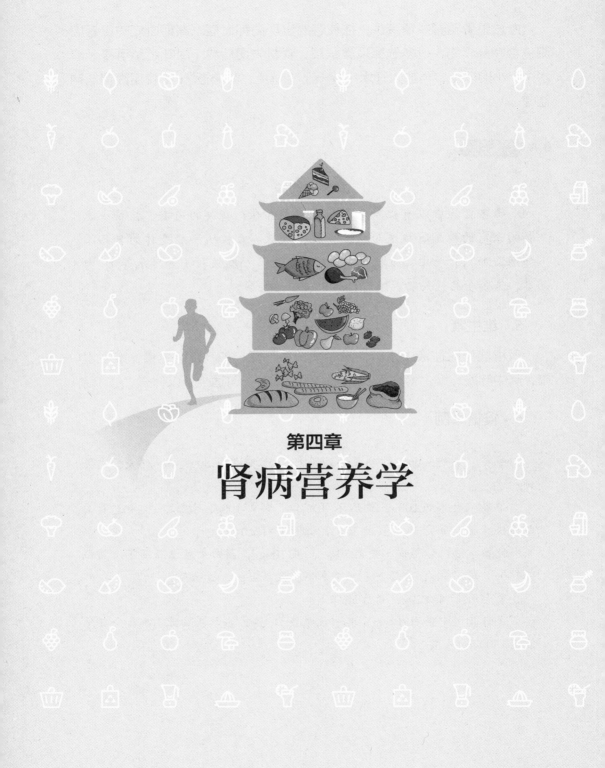

第四章

肾病营养学

肾是人体重要的器官之一，通过排泄功能排除体内代谢废物，调节水、电解质和酸碱平衡，以维持机体内环境的稳定，并通过内分泌功能参与机体的营养代谢过程。肾病时，会出现相应的功能减退或障碍，导致水、电解质紊乱和酸碱平衡失调以及能量与营养素的失衡，从而造成营养不良和内环境紊乱，影响患者的预后。患者的膳食供应应能维持患者每日营养素的最低需要，并且随肾功能减退程度进行相应的营养成分调整。肾病的营养治疗主要是通过控制饮食中蛋白质摄入的质与量，以及其他营养素的摄入量，来减少体内氮代谢产物，减轻肾负担，预防和治疗由氮代谢产物蓄积引起的尿毒症，预防和治疗电解质紊乱和水钠潴留引起的水肿。

第一节

不爱蛋白质爱淀粉

一、蛋白质与肾病

蛋白质，美其名曰"生命活动的承担者"。很多人认为蛋白质吃得越多越好，高蛋白饮食一直深受有减重需求人群的喜爱，也是慢性疾病恢复期的常规推荐饮食。但是高蛋白饮食由于会增加肝肾代谢负担，不作为长期推荐饮食模式。肾病被认为是沉默疾病，因为肾病初期几乎没有明显症状。有研究发现，长期摄入蛋白质大于 $1.5g/（kg \cdot d）$，每天的蛋白质可能会引起肾小球高过滤或促炎因子的基因表达。这些都是引起肾病的危险因素。

除了蛋白质数量的影响，蛋白质的来源也是影响实验结果的重要因素之一。在最近的群组性研究中，科学家发现红肉和加工肉类的摄入会增加患肾病的风险。而饮食中富含坚果类、豆类和低脂奶制品的饮食会降低患肾病的风险。蛋白质是人体必需营养素，为什么高蛋白质的摄入会损伤肾呢？

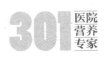

动物实验发现，高蛋白饮食会扩张肾小球的动脉，升高肾小囊内压力，导致肾小球高滤过。长期的高滤过对肾来说是一种不小的伤害，它会损伤肾小球，而肾结构和功能的基本单位是肾单位，肾单位就是由肾小球、肾小囊和肾小管组成。

二、肾病患者的低蛋白饮食

很纠结，一方面，肾病患者常常低蛋白血症，急需高蛋白摄入改善营养状况，另一方面，高蛋白饮食会损害肾。如何调整各类肾病患者的蛋白质饮食方案，使之既能满足患者营养需求，又不引起蛋白质代谢产物的蓄积造成肾负担，一直是肾病界和营养界长期关注的话题。

所以，明确肾病患者营养治疗的目标很重要，在肾出现肾功能障碍时，患者的膳食营养成分应随肾功能减退程度进行调整，使摄入的营养成分适应病肾的功能。为了减轻肾负荷降低总蛋白质的摄入量，但是又要保证人体对蛋白质的需要量，我们选择优质低蛋白饮食，即在蛋白质摄入量0.4～0.8g/（kg·d）的前提下，保证50%以上来自优质蛋白。尽可能控制富含植物蛋白的食物量。绝大多数患者认为低蛋白饮食就是少吃甚至不吃鱼、肉、蛋、奶类，但这往往容易造成患者营养不良。

近年的研究发现，慢性肾脏病患者透析前实施优质低蛋白饮食，尤其是极低蛋白饮食治疗时，如采用麦淀粉作为主食，既能保证优质蛋白的摄入量达到50％以上，又不造成肾负担。"麦淀粉"指的是将小麦粉（玉米粉、大米粉、土豆粉、红薯粉亦同）中的蛋白质抽掉后剩下的淀粉，在普通超市均有销售。麦淀粉食品的特点是，能量与普通面粉基本相同，蛋白质含量却远远低于普通面粉。用麦淀粉作为主食一方面在坚持低蛋白饮食的情况下，可以保证每天摄取充足的能量；另一方面在限量范围内减少劣质蛋白的摄入，提高优质蛋白的比例。因为麦淀粉含蛋白质极少（0.3％～0.6％），大大低于米（6.8％）和面（9.9％）的蛋白质含量，几乎可忽略不计。患者用麦淀粉代替主食，所节约的蛋白质就可用鱼、肉、蛋、奶类优质蛋白补充，有利于减少植物蛋白的摄入和含氮废物的积累，从而减轻肝肾负担，延缓疾病进展。常见食物的蛋白质含量参见附录3。

三、麦淀粉美食

很多患者向营养师反映，麦淀粉口感差，长期吃会腻。其实麦淀粉搭配其他食材可做成很多美食，如红萝卜瘦肉蒸饺、番薯晶饼、肉末晶饼、肉丝炒银针粉、鸡蛋麦淀粉饼等。这里介绍两道好吃的麦淀粉美食。

1. 水晶蒸饺

原料：鸡蛋20g，西葫芦75g，鲜香菇100g，麦淀粉125g，小麦面粉10g，盐、香油、胡椒粉各适量。

做法：

① 西葫芦洗净切碎，香菇切碎，鸡蛋打散炒熟切碎；

② 将西葫芦碎、香菇碎、鸡蛋碎加入少许盐、胡椒粉和香油，搅拌均匀备用；

③ 麦淀粉和小麦面粉混合，放入容器中加入开水，边加边搅拌，待水适量后将面粉揉成面团，切成条后分成剂子，再擀成饺子皮；

④ 按照包饺子的方式包馅即可，由于麦淀粉饺子皮不筋道容易破，所以每个蒸饺馅不宜过多；

⑤ 包好的饺子放入蒸锅，武火水沸蒸5分钟即可。

2. 鸡蛋麦淀粉饼

原料：麦淀粉100g，鸡蛋50g，葱末、精盐各适量。

做法：

① 麦淀粉和葱末混匀，撒少许精盐，开水将面烫熟揉成面团；

② 鸡蛋打入碗中搅拌均匀，待面团放凉后加入蛋液揉均匀；

③ 面团擀成饼状，放入饼铛中焙熟即可。

第二节

脂肪与肾病

脂肪因含有较高的热量，摄入过多必会增加慢性代谢性疾病（肥胖、代谢综合征、高脂血症）发病风险。肾病患者透析前的治疗饮食是低蛋白饮食，对于脂肪的摄入没有过多的限制，难道肾病跟脂肪就真的没什么关系吗？事实并非如此。

一、脂肪代谢与肾病

肾病患者常常合并高脂血症，脂质代谢紊乱也会加速肾功能减退。

1. 肾病会导致脂肪代谢紊乱

肾病患者的共同代谢特点是脂肪代谢紊乱，主要表现为血浆总胆固醇（TC）和低密度脂蛋白胆固醇（LDL-C）明显升高，甘油三酯（TG）和极低密度脂蛋白胆固醇（VLDL-C）升高。有研究发现，以肾病综合征为例，肾病综合征常常并发高脂血症，但其机理目前尚未完全弄清。根据统计分析，肾病综合征患者的血浆胆固醇和甘油三酯水平与尿蛋白的排出量相关，与血浆白蛋白水平相关。

为什么血浆白蛋白水平降低可引起高脂血症呢？有研究认为，低白蛋白血症可加速蛋白质尤其是脂蛋白的合成，这是一种代偿性反应。所以有的患者一旦低蛋白血症得到纠正，血脂就会降至正常水平。不过，血浆白蛋白水平主要取决于白蛋白合成能力和消耗分解。不是仅仅增加富含高蛋白食物的摄入（畜肉、禽肉、牛奶等）就一定能纠正白蛋白水平，可能由于蛋白质合成能力弱，增加的只是肌肉里的脂肪含量，反而加重高脂血症。

高脂血症的发病机制可能与脂蛋白代谢相关的基因表达异常有关，由于脂蛋白合成增加，脂肪的分解代谢能力降低。

2. 脂肪代谢紊乱加速肾功能减退

外源性脂肪摄入也会影响血浆中的脂肪。能量摄入过多（蛋白质、脂肪、碳水化合物摄入过量）是高胆固醇血症和高甘油三酯血症发病的危险因素，不饱和脂肪酸摄入不足是高甘油三酯血症发病的危险因素。高脂血症易导致肾病患者动脉粥样硬化，增加心脑血管并发症的发生率。

不饱和脂肪酸根据不饱和程度分为单不饱和脂肪酸与多不饱和脂肪酸，其主要存在于植物油和深海鱼油中。而多不饱和脂肪酸又分为ω-3系脂肪酸和ω-6系脂肪酸。简单来说，前者对人体有好处，但是过多地摄入，就会促发炎症。相反，后者是一个抗炎的因子，同时，可以在体内转化为婴幼儿大脑发育所需的DHA，就是俗称的"脑黄金"。对于血脂不正常的人来说，我们优先选择富含单不饱和脂肪酸的食用油，最好单不饱和脂肪酸与多不饱和脂肪酸比例各占一半，多不饱和脂肪酸中ω-6系脂肪酸不能过高，总用量在25g左右。不同食用油，脂肪酸的构成不同，各具营养特点。建议经常更换食用油的种类，食用多种植物油。日常食用油脂肪酸含量对比如表4-1所示。

表4-1 日常食用油脂肪酸含量对比

食用油种类	多不饱和脂肪酸		单不饱和脂肪酸	饱和脂肪酸/%
	亚麻酸ω-3系脂肪酸/%	亚油酸ω-6系脂肪酸/%	ω-9系脂肪酸/%	
玉米油	0.0	58	25	10
大豆油	7.0	55	20	12
花生油	0.1	37.1	43.8	13
菜籽油	7	21	64.8	7.2
山茶油	0.7	8.4	80.4	10.5
橄榄油	0.8	8.2	77	14
南瓜籽油	0.5	55.1	25	19.4
山核桃油	10.2	64.6	17.1	8.1
深海鱼油	22	4.0	35	25
亚麻籽油	57.3	12.9	15	5.4
紫苏籽油	66.7	12.9	15.0	5.4

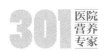

3. 肾病患者脂肪摄入推荐

（1）合适的总能量

根据机体能量需要、代谢情况和治疗方案判断总能量。过多的总能量必然会导致脂肪生成，影响血脂。

（2）控制脂肪摄入优化脂肪结构

对于肾病综合征患者，如果积极纠正低蛋白血症，脂肪供能不超过总能量的30%，饱和、单不饱和及多不饱和脂肪酸之比应为1：1：1。对于血透患者，当脂肪总量维持在25%～30%时，血脂可能会有下降趋势。

猪肉中饱和脂肪酸较多，对血胆固醇影响较大，宜少吃。而植物油和鱼油富含不饱和脂肪酸，对健康有益。宜常吃一些富含ω-3脂肪酸的食用油或食物，如深海鱼类食物。多不饱和脂肪酸能降低血液固醇、甘油三酯。研究表明，鱼油对肾病大鼠有良好的降血脂作用，并可减轻蛋白尿程度。

（3）限制胆固醇摄入量

高胆固醇血症每日胆固醇摄入宜＜200mg。动物内脏胆固醇含量较高，不宜食用。

二、家庭选油小技巧

食用油是日常饮食中的必备品。市场上种类繁多，但所有的食用油按生产工艺区分只有两种，即物理压榨油和化学浸出油。目前超市内的食用油分为色拉油、高温烹调油、食用调和油等种类。

色拉油是食用油脂中品质和纯度最高的油脂品种。考虑到油中不同营养成分的功用，以及不同成分的含量与比率，一般应该选择含油酸和亚油酸较高的油，如米糠油（约40%）、玉米胚芽油（约55%）、棉籽油（约55%）、大豆油（约55%）、葵花籽油（约70%）等为佳。这类油脂不仅含必需脂肪酸，还含有大量的油酸、植物甾醇和脂溶性维生素，并且饱和酸与不饱和酸比率合适。

食用调和油目前只有行业标准，营养指标取决于配比的合理性。各厂家不相同，对消费者来说很难判断。

高温烹调油主要指的是用于煎炸食物的油脂，首选动物油和棕榈油。

但是这类油富含饱和脂肪酸，不建议多吃。

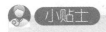 **小贴士**

一般家庭需要准备哪些食用油？

理想状态下各种油交替食用最好。

如果购买不同种类的油，最好考虑自己的饮食习惯，并按照烹调温度和成分分类选择。一般分三类，凉拌菜优选橄榄油、茶树籽油等，煎炸食物选棕榈油等，平时炒菜用大豆油、玉米胚芽油等。

第三节
钙、磷、维生素D与肾病

一、钙与肾病

钙作为组成机体的重要结构材料以及调节机体新陈代谢的重要因子，在人体的生长和发育过程中起着极其重要的作用。缺钙可引发儿童生长发育不良、孕期妇女缺钙妊高症以及老年骨质疏松症等，慢性缺钙更可能引发心脑血管疾病，甚至还会引起肾结石。肾结石产生的因素有很多，其中绝大部分是草酸钙结石。健康人群尿液中钙：草酸=5：1；而形成草酸钙结晶（也就是肾结石）的尿液其钙：草酸=1：1。因此尿中草酸浓度增加对于草酸钙结石的影响，比尿钙增加的影响大很多。通过这个数据对比，可以得知导致肾结石高发的重要因素是草酸盐浓度过高。人体尿液中的草酸来自肠道的吸收，当我们适量进食高钙食物或服用钙剂后，有一部分钙可与膳食中的草酸盐结合，形成不溶性的草酸钙，随粪便排出，从而减少草酸在肠道的吸收和肾排出，就可以有效预防高草酸尿和肾结石的发生。

肾是调节体内钙磷代谢的主要器官之一，许多肾病均直接或间接地引起钙磷代谢紊乱，如肾病综合征、肾小管酸中毒、慢性肾衰竭等，临床上以慢性肾衰竭所致的钙磷代谢紊乱最常见。为了保持钙代谢平衡，应该适量地补充钙剂。如从慢性肾脏病（CKD）3期开始即评估钙代谢水平，不达标者即开始补充。肾功能正常的CKD患者如果仍服用糖皮质激素，口服碳酸钙或其他的钙剂，同时服1,25-(OH)$_2$维生素D$_3$以促进其吸收。肾功能不全的CKD若合并代谢性酸中毒和高磷血症，则最好服碳酸钙（纠酸、降磷一举两得）、罗盖全（血磷正常时服用）。肾衰竭的CKD患者，出现继发性甲状旁腺亢进、肾性骨病，在服碳酸钙的同时服用1,25-(OH)$_2$维生素D$_3$。

　　除补充钙剂外，几乎所有食物中都含有钙，但钙含量相差很大。含钙量高、吸收性也好的食物首推虾米和乳类；其次是蛋类，蛋黄中钙含量高。为避免高血钙的发生，每天钙摄入总量（包括饮食钙和含钙制剂）不能超过2000mg。

二、磷与肾病

　　慢性肾脏病-矿物质与骨异常（CKD-MBD）是由慢性肾脏病导致的矿物质及骨代谢异常综合征，临床上表现为下列情况中的一种或多种：钙、磷、甲状旁腺激素、维生素D代谢异常；骨的转化、矿化，骨量、骨线性生长或骨强度异常；血管或其他软组织钙化。CKD-MBD是慢性肾病的常见并发症，会在疾病的早期就存在。血磷升高是这种综合征的关键，也与患者的死亡率相关。有研究指出，从CKD3期起，应限磷600～800mg/d，血磷每升高1mg/dL，死亡风险会增加18%，心脑血管死亡风险增加10%，所以要避免含磷高的食物。

　　食物中的磷，会在机体肠道吸收，主要经由肾排泄，少部分经粪便排泄。当发生肾衰竭时，磷的排泄减少，带来磷吸收与排泄平衡的异常。可以增加血磷水平的因素主要包括肾衰竭，以及磷摄入过多，或是药物影响及细胞裂解，维生素D也可增加肠道对磷的吸收。在高磷血症的控制中，饮食是重要环节。曾有研究发现，相较于常规饮食，限制磷摄入量的患者，血磷水平会有明显下降。但麻烦的是，在日常生活中，几乎所用食物都含磷，且往往伴随在优质蛋白中，尤其以肉类、鱼、鸡蛋、奶制品等动物产品中含量较高，此外，坚果类、碳酸饮料、菌类、肉汤、酱料等含磷也较高。近年来，有许多研究推荐以食物中磷与蛋白质的比值来衡量含磷状况，磷/蛋白质的值超过12mg/g为高磷食物，小于这个值为低磷食物。研究发现，加工食品比新鲜食品含有更多的蛋白质和磷酸盐，磷与蛋白质的比值也较高。因此，慢性肾病患者要注意选择食用新鲜的未经加工的食品。为保证蛋白质的需要，又可以防止高磷血症，应尽量食用磷与蛋白质比值小于10mg/g的食物。对于合理摄入蛋白仍然存在高磷的患者，可予以磷结合剂，或者用低磷蛋白粉替代部分优质蛋白食品。

高磷血症还有一个容易被忽视的环节是含磷药物。慢性肾脏病患者往往会同时患有其他慢性病，如高血压、糖尿病、高脂血症等，需要长期服用多种药物。美国食品与药品管理局批准的药物中，有34种含有磷，磷可以是药物的活性成分或是反离子，但多数是以赋形剂的形式使用。虽然赋形剂中的磷含量只是每天磷摄入中的很小部分，但其吸收率是不一样的。食物中有机磷酸盐的吸收率通常是60%，药物赋形剂中的无机磷酸盐则可能完全吸收。同时，赋形剂还可以增加慢性肾病患者的磷摄入量，使血磷水平升高。

三、维生素D与肾病

肾产生1α-羟化酶，使体内生成1,25-$(OH)_2$维生素D_3，可以促进钙磷在肠道的吸收以及直接促进近端肾小管对钙磷的重吸收，从而促进骨钙的沉积。CKD患者因有效肾单位受损、营养不良、维生素D摄入不足等原因，致使1,25-$(OH)_2$维生素D_3合成明显减少，血钙降低。这些患者在控制血磷及调整血钙的基础上，应使用活性维生素D，促进钙质吸收，进而使骨质钙化，维持正常的骨骼。不同阶段的CKD患者对钙和维生素D的需求不同。CKD3～5期患者以口服补充活性维生素D为主，如严重的继发性甲状旁腺功能亢进也可选用静脉注射活性维生素D制剂。

维生素D含量丰富的食物并不多，主要来源于动物性食物，例如：鱼肝油；动物肝脏，如鸡肝、鸭肝、猪肝、牛肝、羊肝等；各种富含油脂的鱼类，如三文鱼、金枪鱼、沙丁鱼、秋刀鱼、鳗鱼、鲶鱼等；各种全脂奶、奶酪和奶油等。此外，坚果和添加维生素D的营养强化食品中也富含维生素D。有的患者因病情恶化会出现食欲不振的情况，但不能放弃持续补充维生素D，因为有研究发现维生素D可以降低终末期肾病患者心血管事件与死亡率的发生。另外，当服用维生素D制剂时，应该忌喝粥汤，因为粥汤内含脂肪氧化酶，能溶解和破坏脂溶性的维生素D，使其有效成分流失。

此外还可以通过晒太阳来促进自身维生素D的合成，其原理是紫外线能将皮肤中的7-脱氢胆固醇转化为维生素D。但需注意的是不要隔着玻璃晒，也不能暴晒，因为玻璃会阻挡紫外线，而直接暴晒会晒伤皮肤。

第四节

微量元素与肾病

经过大量的临床试验，微量元素工作者发现肾病患者体内的微量元素代谢存在着显著的异常表现，从而引起了国内外肾病学者的高度重视，并已在某些微量元素的含量变化规律上取得了一定的共识。肾病的炎症反应可使肾小球基底膜物理和化学性结构异常，产生蛋白尿、血尿。长期蛋白尿、血尿造成患者营养不良，出现低蛋白血症和贫血。肾小球肾炎、肾病综合征及尿毒症患者体内铁、锌和铜的含量均缺乏，经分析认为因血中铁、锌和铜均与蛋白质形成不同的牢固结合，只有极少量以游离态存在，而肾小球疾病患者具有不同程度的蛋白尿，与蛋白质相结合的铁、锌和铜便随之排出，形成高铁、锌和铜尿，低蛋白血症及低铁、锌和铜血症。这种情况尤以肾病综合征表现最为显著，尿毒症相对最少。

一、铁

慢性肾衰竭患者红细胞生成素减少、红细胞生成受到抑制而造成贫血。部分血液透析患者还因血透过程中丢失铁而导致缺铁倾向，因此有必要增加活性铁的摄入。膳食中的铁可分为血红素铁和非血红素铁。动物性食物如瘦肉、内脏、动物全血、禽类、鱼类等含有的铁大约40%为血红素铁，可直接被肠黏膜细胞摄取，故其吸收不受膳食因素的影响。而蔬菜、牛奶及奶制品中所含有的非血红素铁必须先由Fe^{3+}转化为Fe^{2+}，或与有机酸形成络合物，提高离子化程度后才可被吸收，因而其吸收易受膳食成分等因素的影响，故这类食物含铁量不高且生物利用率低。

另外食物中能够促进铁吸收的因素有：

① 维生素C和其他有机酸可促进非血红素铁吸收；

② 某些氨基酸如赖氨酸、组氨酸、胱氨酸等有利于铁的吸收，其原因可能与它们和铁螯合成小分子的可溶性单体有关；

③ 维生素B_2有利于铁的代谢，当维生素B_2缺乏时，铁的吸收、转运与储存均受影响；

④ 乳糖、蔗糖和葡萄糖等有利于铁的吸收。

二、锌

慢性肾衰竭患者血锌的含量，不论年龄、性别、民族、是否原发肾病或有无透析等都出现降低。慢性肾衰竭患者常伴有阳痿和睾酮分泌减少的表现，其重要原因之一就是锌的缺乏。有学者认为肾功能不全患者血锌降低可能并不是整个机体缺乏锌，而是锌在机体内重新分布的结果。有研究观察了肾炎发生发展过程中血清锌的变化，发现只有当病变严重时血清锌才明显降低，且在恢复时血清锌并不能随病变的改善而迅速恢复。血清锌与血浆白蛋白含量水平呈显著正相关。发生肾炎时作为血清锌主要载体的血浆白蛋白减少可能是血清锌低下的一个重要原因。持续大量蛋白尿的丢失是肾炎严重时血清锌降低的又一重要因素，但单纯从蛋白尿的多寡还不能确切地反映出两者之间的相应关系。

肾病综合征尿锌的排泄与血浆中锌的含量或尿蛋白排泄之间并无相关性，有蛋白尿及正常肾功能的患者，尿锌排泄量高，而重度或晚期肾衰患者尿锌排泄量低或极少。肾病综合征中循环锌含量低情况下的高锌尿，可能是由于滤过锌的增加或肾小管重吸收减少而造成锌的排泄增多。尿毒症患者临床上常表现为血浆锌的减少，这类患者血锌的缺乏可能与味觉的减退、透析锌的丢失、肠吸收的减少或内源性锌丢失等有因果关系。

三、铜

有研究观察了小儿肾小球疾病的血清和尿中铜的变化，同样发现血清中铜含量降低，同时尿铜含量升高，并证实血清中铜含量降低与血浆蛋白量呈正相关，而尿中铜含量升高与尿蛋白量呈正相关。有研究者对肾病综合征、肾小球肾炎患儿血清铜进行了测定和分析，结果表明，肾病综合征血清铜极显著低于正常组，肾小球肾炎血清铜与正常组无显著差异，血清铜浓度与血清白蛋白、球蛋白含量呈显著正相关。

四、硒

肾在硒代谢的内稳定中起着重要作用。血浆中游离硒有60%经尿排泄，并从近球小管重吸收。慢性肾衰竭患者血浆硒含量显著低于正常人，可能是由于肾功能严重受损使重吸收量减少，另外血透也是造成硒丢失的原因之一，随透析次数增加，血硒含量呈下降趋势。

五、铬

铬是机体维持正常的胆固醇代谢所必需的元素，国外已经注意到由于当今精制食品种类越来越多和部分患者存在偏食，造成体内铬等元素缺乏而引起各种症状。慢性肾衰竭患者食欲不振，常伴有恶心、呕吐而摄入食物减少，这是造成血铬降低的原因之一。

六、碘

碘在体内主要参加甲状腺激素的合成，甲状腺素在体内促进和调节物质代谢及生长发育，可调节组织中的水盐代谢，缺乏甲状腺素可引起组织水盐潴留并发黏液性水肿；适量补充碘不仅能够有效降低以上病理状态的严重程度，同时还能促进胡萝卜素转化为维生素 A，且有助于烟酸的吸收和利用。

我国居民14岁以上人群膳食碘的推荐摄入量（RNI）为120μg/d、孕妇230μg/d、乳母240μg/d。海产品含碘较丰富，如海带、紫菜、蛤干、蚶干、干贝、淡菜、海参、海蜇等是碘良好的食物来源。为改善人群碘缺乏状况，我国采取食盐加碘的防治措施，经多年实践已取得良好效果。碘盐是体内碘的重要或主要来源。

第五节

维生素与肾病

慢性肾脏病患者常伴有维生素缺乏，这一方面与饮食限制有关，另一方面与疾病引起的代谢异常有关。此外，慢性肾病患者常因促红细胞生成素的减少而并发贫血症状，非透析患者的营养治疗需要补充充足的维生素，包括维生素A、B族维生素、维生素C以及维生素K等营养素，有助于肾功能恢复，尤其是多补充能够促进红细胞合成和代谢的维生素，如叶酸、B族维生素、维生素B_{12}等。因而患者饮食上应注意选择富含维生素的食物并及时补充各种维生素。

一、B族维生素

1. 维生素B_1

我国居民膳食维生素B_1的RNI为成年男性1.4mg/d、女性1.2mg/d，孕妇1.2 ～ 1.5mg/d，乳母1.5mg/d。维生素B_1在天然食物中广泛存在，动物内脏、肉类及未加工的粮谷类中含量丰富，而蛋类、乳类、水果蔬菜中含量较低。

2. 维生素B_2

维生素B_2缺乏可导致缺铁性贫血，影响生长发育，妊娠期缺乏可导致胎儿骨骼畸形。维生素B_2溶解度小，肠道吸收有限，体内又不能大量贮存，故几乎无毒性。

我国居民膳食维生素B_2的 RNI 为成年男性1.4mg/d、女性1.2 mg/d，孕妇1.2 ～ 1.5mg/d，乳母1.5mg/d。不同食物中维生素B_2含量差异较大，动物性食品中含量高于植物性食品，动物肝脏、肾、心脏、乳汁及蛋类中含量尤为丰富。

3. 烟酸

烟酸缺乏胃肠道症状表现为食欲减退、恶心、呕吐、腹痛、腹泻等，持续严重缺乏可致神经精神症状，如急躁、抑郁、记忆力减退、失眠、嗜睡、昏睡甚至痴呆等。过量摄入烟酸的副作用主要表现为血管扩张、皮肤发红、血压骤降、眼部不适、恶心、呕吐、高尿酸血症、肝功能异常等。

我国居民膳食烟酸的RNI为成年男性13 ～ 15mgNE/d、女性10 ～ 12mgNE/d，孕妇、乳母12mgNE/d。植物性食物中存在的主要是烟酸，动物性食物中以烟酰胺为主。烟酸和烟酰胺在肝、肾、禽瘦肉、鱼以及坚果类中含量丰富；乳和蛋中的烟酸含量虽低，但色氨酸含量较高，在体内可转化为烟酸。

4. 维生素B_6

维生素B_6缺乏往往伴有其他维生素的缺乏。人体缺乏维生素B_6可使皮脂分泌旺盛部位出现脂溢性皮炎，并可出现前臂和膝部色素沉着、唇口裂、口舌炎，偶见低色素小细胞性贫血等。有些人可出现神经精神症状，如易受刺激、抑郁以及神志错乱等。维生素B_6缺乏还可引起体液和细胞介导的免疫功能受损，出现高半胱氨酸血症和高尿酸血症。

我国居民膳食维生素B_6的RNI为成人1.4 ～ 1.6mg/d，孕妇2.2mg/d，乳母1.7mg/d。维生素B_6广泛存在于各种食物中，含量高的食物为白色肉类（如鸡肉和鱼肉），其次为肝脏、豆类、坚果类和蛋黄等。有些水果和蔬菜中维生素B_6含量也较多。

5. 叶酸

叶酸缺乏对细胞分裂增殖、组织生长以及神经介质的合成均产生重要影响，首先影响细胞增殖速度较快的组织，如红细胞。

巨幼红细胞贫血：叶酸缺乏影响胸腺嘧啶核苷酸的合成进而影响核酸代谢，以致骨髓中幼红细胞分裂速度减慢，停留在巨幼红细胞阶段而成熟受阻，同时血红蛋白合成减少。骨髓和周围血中这种体积巨大的、核内染色质疏松的不成熟红细胞比例增大。患者表现为头晕、乏力、精神萎靡、面色苍白，并有食欲减退等消化系统症状。

膳食中叶酸用膳食叶酸当量（dietary folate equivalent, DFE）表示，我国居民叶酸的RNI为14岁以上人群400μg DFE/d，孕妇600μg DFE/d，乳母550μg DFE/d。叶酸广泛存在于动植物食品中，其良好的食物来源有肝脏、肾、蛋、蚕豆、芹菜、花椰菜、莴苣、梨、柑橘和香蕉及其他坚果类。

二、维生素C

维生素C又称抗坏血酸，是一种水溶性维生素。患者维持性血液透析时血液中的水溶性维生素严重丢失，所以必须补充足够的B族维生素和维生素C。维生素C可改善肾病患者的结局。肾病患者的内皮功能受损，会引起非对称性二甲基精氨酸升高，从而导致心脑血管疾病风险增加、死亡率升高。因此，降低非对称性二甲基精氨酸水平，可改善肾病的预后，而这正是抗坏血酸的作用。

为明确抗坏血酸对慢性肾脏病和高血压氧化应激和内皮功能的影响，来自英国格拉斯哥大学的Keith Gillis小组，对30例肾病患者进行静脉输注抗坏血酸和生理盐水交叉研究。对照组为20例高血压患者。结果发现，给予抗坏血酸后，22例慢性肾脏病患者的非对称性二甲基精氨酸水平显著降低。肾病组和高血压组的血压均有下降。维生素C可降低非对称性二甲基精氨酸和氧化应激水平，对肾病患者有重要意义。但目前来看，试验规模有限，还未完全确定使用维生素C有益的是哪些肾病患者。

维生素C可防止维生素A、维生素E、不饱和脂肪酸等的氧化，还可增强免疫功能。维生素C能促进免疫球蛋白的合成，增加T淋巴细胞的数量和活力，增强机体对疾病抵抗力。我国居民膳食维生素C的RNI为成人100mg/d，孕妇100～115mg/d，乳母150mg/d。维生素C主要来源为新鲜蔬菜和水果，一般是叶菜类含量比根茎类多，酸味水果比无酸味水果含量多。含量较丰富的蔬菜有辣椒、油菜、菠菜、卷心菜、菜花、西蓝花、芥菜、苋菜、蒜苗、豌豆苗、苦瓜等。含量较多的水果有柑橘、柠檬、柚子、鲜枣、猕猴桃、山楂和草莓等，而苹果、梨、桃和香蕉中含量很少。某些野果中维生素C含量尤为丰富，如刺梨、沙棘和酸枣等。

三、维生素E

维生素E的活性常用 α-生育酚当量（α-TE）表示。我国居民14岁以上人群膳食维生素E的AI为14mg α-TE/d，乳母17mg α-TE/d。维生素E含量丰富的食物有植物油、麦胚、坚果、豆类和谷类；肉类、鱼类等动物性食品和水果、蔬菜中含量很少。非透析肾病患者可以补充 α-生育酚，男性为10mg/d，女性为8mg/d。

四、维生素K

慢性肾脏病心脑血管事件死亡率比健康人群高20倍，CKD患者绝大部分都有冠状动脉钙化，血液透析的患者则更为严重。其中60％～80％透析患者会发生严重的血管钙化；54％～100％的血液透析患者存在不同程度的冠状动脉钙化。

研究发现，维生素K，尤其是维生素 K_2 可通过预防骨质疏松、减少血管及肾组织钙化，从而延缓肾功能减退、延缓疾病进展，发挥对CKD患者的保护作用。维生素K依赖蛋白可以抑制血管钙化，对于慢性肾脏病患者，尤其是维持性血液透析的患者，高维生素K补充可以促进预防与治疗血管钙化。

第六节

钾、钠与肾病

一、钠与肾病

钠是人体不可缺少的常量元素，自然界中它以化合物的形式存在。食盐是人体获得钠的主要来源。食盐是人们膳食中不可缺少的调味品，故有"百味之王"的美称。通常情况下加工食物钠的含量较高，如咸蛋、火腿、咸菜等；天然鲜果、蔬菜和豆类食物含钠较低。正常膳食含钠充足，盐过多有害无益。世界卫生组织建议每人每日食盐用量不超过6g为宜。

盐对肾、心脑血管起作用的主要是钠。正常情况下，钠主要是从肾排出。有轻度高血压及肾功能欠佳者，每天盐的摄入量控制在4g即可；当尿毒症患者出现明显水肿、血压升高或心力衰竭时，应当限制钠盐，防止水潴留和血容量增加而引起心脏负担加重。但当肾小管钠重吸收功能降低或合并严重腹泻、呕吐及低血压、低血钠时，盐的摄入量就要适当增加。患者要合理控制盐摄入，最好在医生的指导下进行，不能擅自做主。每天的食盐摄入可采取总量控制的方法，使用量具（一啤酒瓶盖相当6g盐），每餐按量加入菜肴。烹调时，可以在菜品出锅前放入盐，另外在烹制菜肴时还可以放少许糖或醋，这样大大提高菜肴的鲜香味，改善口感，减少盐的用量；在日常生活中，除了注意控制看得到的食盐，还要注意食品中的"隐性盐"和钠含量。食盐中含有钠，调剂品中也含有钠。酱油、腌制食品中均含有盐，如5mL酱油中含盐约1g，10g黄酱含盐1.5g；还有很多吃起来并不觉得咸的食物中，其实都含有不少钠，像常见的薯片、瓜子、香肠、午餐肉、烧鸡等熟食，以及冷冻食品、罐头食品、方便面等。此外，味精、番茄酱、甜面酱等，也是"含钠大户"。因此肾病患者要注意标签上的钠含量，尽量少吃这类食物，如果吃了，一定要注意减少饭菜中的盐摄入量。控制盐的摄入有利于减少蛋白尿，减缓慢性肾脏病的发展，有利于慢性肾脏病患者高血压的控制并减少心脑血管疾病的发生。

当然肾病患者并不是一点盐也不能吃。一些肾病患者有一个误区，认为盐越少吃越好，有些患者甚至不吃盐。其实，如果长期过度限盐，会导致血清钠含量过低，体内缺钠会出现食欲不振、疲倦、四肢无力、心动过速、头晕、恶心、腹泻、抽搐等症状。所以，既要控制好盐的摄入，又要保证适量的口感，改善生活质量。

二、钾与肾病

临床上，肾病患者容易出现高钾血症，这是一个常见的内科急症。严重的高钾血症，可导致患者出现心搏骤停。慢性肾脏病4期、5期的患者，也就是肾衰竭、尿毒症的患者，肾的排钾功能明显下降，因此，容易出现高钾血症。钾是所有生命细胞的基础物质，广泛分布于各种食物中。动物组织内钾浓度相当恒定，但脂肪含量高的组织含钾较低。虽然在食物加工过程中会添入一些钾，但总体来讲，加工过程是增加钠而减少钾。所以，含钾最丰富的饮食是未加工的食物。尤其是各种新鲜水果，如香蕉、橙子、橘子、柠檬、杏、梅、牛油果、椰子、哈密瓜、猕猴桃、芒果、油桃等；含钾高的蔬菜有海带、紫菜、木耳、山药、菠菜、番茄、土豆、蘑菇、苋菜等。

限钾的方法：蔬菜中的钾，可以通过切碎后浸泡换水，或者用开水烫过后再烹饪，能去除其中大部分的钾，这样一来既可以满足吃到各类的蔬菜，又可以很好地限制钾。肾功能正常的患者，可食用低钠盐减少钠的摄入。低钠盐与普通钠盐相比含钠低（氯化钠70%左右），富含钾（氯化钾30%左右），有助人体钠钾平衡，降低患高血压、心脑血管疾病的风险。但肾衰竭的患者，钾排泄障碍，使用低钠盐后易致高钾血症。高钾血症可致心律失常甚至心搏骤停死亡。目前在临床上，特别是尿毒症血透患者，食用低钠盐致高钾血症的情况还不少。血透患者特别要注意避免食用低钠盐。

第七节
不良习惯与肾病

很多不良生活习惯常常影响肾功能。长时间久坐不动，人体腹腔承受巨大的压力，腹腔和下身的血液循环受到阻碍，人的整个身体血液运行不畅，膀胱功能失常，从而引发肾功能异常。随着现代生活水平的提高，生活节奏的加快，很多人一日三餐要么订外卖要么在外面的餐馆里就餐，而且喜欢辛辣刺激性食物，还有些人特别是年轻人不喝水而是把各种碳酸饮料、含高糖饮品作为日常饮用水，导致口味越来越重，饭量越来越大，暴饮暴食，热量摄入越来越多，这种饮食习惯最终造成体内营养过剩，更容易造成高脂血症、高血压等慢性病，逐渐增加肾的负担，进而引发肾病变。很多上班族，因为工作、应酬等经常加班、熬夜、睡眠不足，睡眠不足会使人体白细胞数量减少，免疫功能降低，对抗外来病毒细菌感染的能力降低，也是引起肾受损的因素之一。

一、憋尿

憋尿看似是日常小事，但长期习惯性憋尿会给膀胱及整个泌尿道及肾带来严重的不良后果。人体的膀胱其实就是一大块膀胱平滑肌，其表面还有一层黏膜及少量腺体。膀胱平滑肌有较大弹性，它能像皮囊一样扩张，充当一个临时贮存器供尿液临时存放。膀胱上与输尿管相通连接肾，下与尿道及前列腺相邻，一旦其受损，伤及的不只是膀胱，还会影响肾、前列腺乃至整个盆腔脏器。在正常生理状态下，膀胱内膜能分泌一些免疫性抗体保护局部黏膜免受外源性细菌侵犯。如果养成长期憋尿的习惯，膀胱内尿液过多，超过了正常膀胱壁所能承受的压力，除对膀胱内膜本身造成伤害外，膀胱的自我保护能力下降或丧失，细菌就可乘虚而入，引发膀胱炎。某些致病菌的纤毛，还可附着于尿路黏膜，经输尿管上行至肾盂，引起肾盂肾炎。长期憋尿者常常会表现为腰痛、尿频、尿痛、血尿等症状，更有甚者会合并有长期反复的尿路感染，最终导致肾功能损害，甚至尿毒症。膀胱与输尿管连接处有两块体积极小但功能极为重要的肌肉，医学上称之为膀胱括约肌。它们的作用是在膀胱充盈后充当单向阀门的作用，阻止尿液逆流回肾。长期憋尿使膀胱压力增高，膀胱括约肌长期处于高负荷状态，极易产生不可逆的损伤，导致其单向阀门的功能受损。一旦膀胱里尿液返流至肾，尿液中异源的物质就会对肾产生损害，医学上称之为反流性肾病。其临床特点是反复尿路感染、进行性肾功能损害伴高血压、贫血。膀胱与尿道连接处亦有一个类似的结构，被称为尿道括约肌，它也是充当阀门让尿液不轻易流出膀胱。长期憋尿也会引起它的损伤，其后果就是尿失禁。人体排尿过程是受中枢神经系统控制的复杂反射活动，这种反射作用非常独特，生理学上称之为正反馈调节。也就是说一旦有尿意，大脑给出的指令是尽快排空膀胱，不排完尿大脑不收回指令，为何多数人在排尿过程被突然中断后会有非常不舒服的感觉就是由于这个原因。如果长期憋尿，就会使这个正常的生理反射变得迟钝或异常，带来的后果是经常反复有尿意，但就是解不出尿来，或者有反复尿频、尿急的尿路刺激症状，但尿液检查均正常的现象。长期憋尿使得膀胱平滑肌弹性下降，膀胱本身缺乏张力，从而导致膀胱无力症，临床表现为尿潴留或反复尿路感染。男性憋尿也会带来前列腺充血引发急慢性前列腺炎；女性则引起慢性盆腔炎。慢性肾脏病或心脑血管疾病者在憋尿状态下会引起血压急骤升高及心脑血管缺血，诱发心肌梗死或脑卒中等严重后果。所以，必须纠正憋尿的不良习惯。

二、久坐

大家都知道吸烟有害健康，但是久坐的习惯对人体健康也存在极大的隐患。久坐不动的生活方式被世界卫生组织定义为静坐生活方式，它使心脑血管疾病、糖尿病、肥胖的发生危险增加一倍，并在很大程度上增加了结肠癌、高血压、骨质疏松、抑郁和焦虑的发生概率。通常坐办公室、上课考试、看电视、看电影、玩电脑、打麻将，甚至开车都在"久坐"的范围内。只要你连续坐的时间超过了90分钟，那么，你就已经有了很大的健康隐患了。长时间坐着不动，人体腹腔承受巨大的压力，腹腔和下身的血液循环受到阻碍，人的整个身体气血运行都会受到牵连，导致身体器官过度"衰老"，心智"衰减"，血液和尿液中的正常钙质是通过身体的正常新陈代谢完成的，一旦久坐不运动就会打破原先的平衡，使肾出现问题，尿道感染，膀胱功能失常，严重的还会引起肾结石，从而引发肾功能异常，进而演变成严重顽疾。

第八节

植物化学物与肾病

一、植物化学物

植物中含有许多分子量较小的次级代谢产物，除维生素外，都是非营养成分，统称为植物化学物。其中，除了发芽土豆中的龙葵素等少数具有毒性外，几乎绝大多数的天然成分对机体无害。植物化学物根据化学结构或功能特点，分为类胡萝卜素、植物固醇、皂苷、芥子油苷、多酚、蛋白酶抑制剂、单萜类、植物雌激素、硫化物和植物凝集素等。

目前发现的植物化学物的有益作用包括抗癌作用、抗氧化作用、免疫调节作用、抗微生物作用、降低胆固醇作用等，而不同的植物化学物对不同疾病会有潜在的影响。例如，蔬菜水果中富含的多酚类化合物具有抗肿瘤作用，对心脑血管疾病、糖尿病等也具有保护作用，近年来多酚类化合物在预防泌尿系结石中的作用也逐渐凸显；荨麻提取物具有抗氧化、镇痛、抗炎、抗高胆固醇血症等作用，用于类风湿性关节炎、泌尿系统结石等的治疗；金毛杜鹃提取物及分离出的植物化学物具有潜在的降尿酸作用。

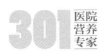

二、植物化学物在肾病治疗中的作用

许多慢性疾病包括慢性肾脏病、肥胖、糖尿病等，大都是由于不良生活方式引起，且其发生发展与炎症有关，然而慢性肾脏病患者往往同时存在肠道菌群失调，利于促炎和氧化环境形成，进一步引起疾病进展和心脑血管疾病风险增加，炎症、氧化应激和肠道失调可能成为慢性肾脏病预防或治疗的方向。有研究提示，蔓越莓中提取出的植物化学物，由于其抗氧化、抗炎和改善肠道菌群的作用，可能对慢性肾脏病有益。

在慢性肾脏病患者中，线粒体功能异常是氧化应激的主要原因之一，而氧化应激与很多尿毒症并发症有关，包括炎症和血管损伤，从而促进心血管疾病发生。具有抗氧化活性的植物化学物可能对缓解线粒体功能损伤有益。葡萄、蓝莓和红酒中的白藜芦醇，苹果、草莓、番茄、西蓝花中的槲皮素，姜黄中的姜黄素，蓝莓、葡萄、越橘、树莓、黑莓、紫甘蓝、洋葱和茄子中的花色苷，绿茶中的没食子酸等植物化学物，均发现可以降低慢性肾脏病的线粒体功能异常，在尿毒症患者中，这些植物化学物可能通过调整受损的线粒体功能而发挥保护作用。

姜黄中所含的姜黄素等植物化学物，在动物实验中发现，具有延缓多囊肾发展的作用；细胞实验发现，不同浓度的白藜芦醇在人肾肿瘤细胞中，具有抗肿瘤作用。

不过，上述的结果都还只是探索性研究，若要作为疾病的治疗，还需要更多进一步的研究证据。

第九节
益生菌与肾病

一、益生菌

益生菌是一类定植于宿主肠道、生殖系统等处，能产生确切功效从而改善宿主微生态平衡、发挥有益作用的活性有益微生物的总称。益生菌对人体有多方面的健康促进作用。益生菌能抑制人体有害细菌的生长，抵抗病原菌的感染，合成人体需要的维生素，促进人体对矿物质的吸收，产生醋酸、丙酸、丁酸和乳酸等多种有机酸刺激肠道蠕动，促进排便，防止便秘以及抑制肠道腐败作用、净化肠道环境、分解致癌物质、刺激人体免疫系统，从而提高机体的抗病能力。2001年世界卫生组织将其定义为"活的微生物，适当补充时有利于宿主身体健康"，目前最常见的益生菌包括双歧杆菌、乳酸菌和链球菌等。

人类肠道内的细菌群体的数目非常庞大，以70 kg的成年男性为参考对象，肠道菌群数量约为3.8×10^{13}，而人类细胞约为3.0×10^{13}，二者比值约为1.3，正常肠道菌群能保护宿主免受病原微生物的侵害，通过促进复杂多糖的吸收来促进能量代谢，维持微量营养素（多种维生素如B族维生素、维生素K）和氮平衡（合成氨基酸，如赖氨酸、苏氨酸），并且肠道菌群在免疫系统的组成和免疫稳态的维持中也扮演了重要角色。随着研究的进展，发现肠道微生物和肾病、糖尿病、肥胖、抑郁症等疾病都有着密切的联系。

二、益生菌在肾病治疗中的作用

目前关于肾病与益生菌的相关性研究也逐渐增多，下面就以慢性肾脏病（CKD）为例，讨论一下益生菌在治疗肾病中的作用。

慢性肾脏病患者的肠道菌群又会有怎样的变化呢？当慢性肾脏病发展至终末期肾病阶段时，肾的排泄功能明显减退，因此许多代谢废物不能经肾排泄至体外而蓄积于体内，其中一些能通过肠壁血管大量进入肠腔。这些代谢废物进入肠道后，引起肠道内细菌的生活环境发生变化，从而使肠道菌群的分布、结构、组成和数量发生明显改变。慢性肾脏病患者肠道菌群失调后可能会出现以下情况，首先，肠道细菌腐败可以产生肠源性毒素；其次，一些小分子毒素，包括尿素氮、肌酐能够通过肠黏膜进入肠腔，其中大部分在肠道作用下产生氨，又经门静脉吸收入血形成肠肝循环，导致毒素蓄积；再次，肠黏膜机械屏障被破坏，肠黏膜通透性增加，以致肠道细菌和毒素移位进入血液，引起或加重全身炎症反应，最终可加重慢性肾脏病患者病情。

针对以上这些病理生理的改变，益生菌治疗对于慢性肾脏病患者可能具有以下几个主要方面的作用。

（1）减少毒素的生成和吸收

在终末期肾病患者中，尿素和肌酐一直被认为是尿毒症毒素的主要组成部分，补充的肠道益生菌可形成一个具有保护作用的生物学屏障，阻止致病菌的定植和入侵；可降解复杂多糖，干扰抑制肠道有害菌的生长，减少其代谢产生尿素。此外，益生菌代谢产生的乳酸可降低肠道 pH 值，既抑制有害菌的生长，又阻止了肠内氨的吸收，有效地减少了参与肠肝循环的尿素量；还有促进肠蠕动的作用，有利于肠道内代谢产物的外排。

（2）减轻全身的炎症反应

终末期肾病患者的轻微炎症状态与肾衰竭本身、血液透析技术、肠道菌群易位、内毒素血症、营养不良等多种因素有关。在肠黏膜屏障受损后，上皮细胞可产生趋化因子刺激炎症细胞产生细胞因子，发生起保护和致病作用的炎症。另一方面，肠道菌群失调后有害细菌的代谢产物增多，诱导产生炎症因子，加上肠黏膜通透性增加，炎症因子、内毒素及细菌易位入血，可引起或加重患者全身轻微的炎症反应。现在已有研究证实，维持性透析患者全身炎症反应的严重程度与患者肠黏膜通透性呈正相关，而肠黏膜通透性改变与肠道菌群失调有关。

（3）改善营养状况，延缓病程进展

终末期肾病患者因蛋白质、糖类、脂类、电解质和维生素代谢紊乱可能存在白蛋白和必需氨基酸水平下降、低血糖症、血脂异常、低钠血症、低钙血症、维生素B_6及叶酸缺乏等营养不良状况，研究证明营养不良在慢性肾衰竭病程进展中也起一定作用。目前以优质低蛋白饮食、服用α-酮酸制剂等治疗为主，同时注意保持摄入充足热量，而益生菌肠道治疗改善患者营养状况是否有助于延缓疾病进展逐渐被关注。益生菌治疗可能是通过减少炎症状态和肠道菌群易位来改善患者营养状况，而这种添加益生菌的治疗方法是否能够改变传统慢性肾病膳食管理模式还需要更多的循证医学证据来支持。

总之，肾病与益生菌的关系复杂和微妙，目前了解的信息量还远远不能解释所有的现象，而现阶段益生菌的使用也存在着很大的局限性，市面上存在着许多和益生菌相关的产品经常缺乏对菌株的说明、食用量及疗程的建议，因此更难用于临床上去治疗肾相关疾病的患者，这些问题都有待于进一步去研究和探索。

第十节
中医与肾病

一、中医肾和肾病理论

日常生活中，我们常常听到这样的说法"十男九虚""疲劳就是肾虚"等，再加上肾病患者常常感觉疲劳，所以肾病除了西医的治疗，很多患者也会去寻求中医的补肾良方。

中医认为，肾为先天之本、五脏之根本，主生长、发育、衰老的进程，涉及人体的生殖系统、内分泌系统和泌尿系统等。从功能的角度来说，"虚"主要是功能低下、营养缺乏的结果。肾虚会表现出与肾相关的功能减退，如反应慢、不长个儿、性功能低下、容易骨折、贫血、憋不住尿、腰腿发软等。如果出现腰酸腿软、双耳失聪、齿发脱落、性功能减退等，则是老年人生理功能衰退的外象，可称为"生理性肾虚"。老年人的衰老既然可称为生理性肾虚，传统延缓衰老的方药又是以补肾药为主，说明肾虚与衰老学说有着密切的关系。中医研究者大都认为肾虚是衰老的重要原因，并借用西医学理论和实践充分论证。

研究表明，当人发生肾虚时，免疫功能下降或紊乱，产生的免疫物质沉积在肾脏中，对肾脏造成损伤，因此肾虚是肾病发生的基础，肾病的病变部位虽在肾，但与五脏六腑密切相关。特别是慢性肾脏病患者往往多个系统和器官受累，病情复杂，相互影响。而中医运用整体观和阴阳五行学说，以及扶正祛邪、标本兼治、补泻结合等丰富多样的目标优化治疗原则

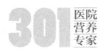

对肾病进行诊治。

但是，中医药治疗也确实存在以下需要改进的地方：①讲究辨证论治。辨证论治受人的主观因素影响较大，辨证分型多而复杂且无法统一，影响辨证用药的准确性。②治疗以汤药居多。如果煎药方法不当很难保证药物有效成分的稳定性，更重要的是影响治疗效果而延误病情。③中药治疗急性肾病见效较慢，单独使用很难控制病情的发展，因此多用于辅助性治疗和恢复治疗。

总而言之，如果采用中西医结合治疗，再配合饮食治疗，对肾病的防治会起到很好的作用。

中医认为，保护肾气的要领有三点：一是注意适度的运动、性生活和睡眠。适宜的运动能改善体质，活跃思维，促进营养物质的消化吸收，从而使肾气得到巩固。二是性生活要适度，不勉强，不放纵。三是充足的睡眠也是恢复精气神的重要保障，工作再紧张，家里的烦心事再多，到了睡觉的时候也要按时休息。

二、中医食疗

对于健康人来说，"生理性肾虚"即衰老是不可避免的，中医学认为，日常生活中多吃健脾补肾的食物，可抗衰防老，薏苡仁、莲子、南瓜、山药、芋头、藕、荸荠、百合等，能补益脾肾，振奋精神，解除疲乏。

针对肾病患者的中医食疗，就需要根据食物的性味归经等，对患者辨证施治才会有治疗效果。例如慢性肾小球肾炎可分为脾肾阳虚、脾阳困阻、脾肾两亏、肝肾阴虚等类型，应针对不同症状选用不同的食疗方。

（1）慢性肾小球肾炎（肝肾阴虚）

食疗方：大蒜100g，鳖肉500g，白糖、白酒各适量。

制法：先将鳖肉洗净，与另三味一起炖熟。

用法：每日一剂，分2次食完，连服10～15日。

（2）慢性肾小球肾炎（脾肾两亏）

食疗方：党参30g，芡实20g，猪肾1个。

制法：先将猪肾用食盐和白酒洗净，与另两味共煮汤，不放盐或低盐服。

用法：每日一剂，连服7～10日。

（3）慢性肾小球肾炎（脾肾阳虚）

食疗方：冬瓜1000g，砂仁30g。

制法：同炖汤饮。

用法：每日一次，连服10～15日。

第十一节

水质与肾健康

一、水的生理功能

人体内的水，不是作为纯水而是作为体液存在，是维持人体正常生理功能的重要营养物质之一，是人体的"溶剂""运输剂""清洁剂""调节剂""润滑剂""消化辅助剂"。

溶剂：水是组成体液的主要成分，广泛分布于细胞内、外液和各种组织中，人体的每个细胞都含有水分。

运输、清洁体内物质：水具有很强的溶解性、流动性，可作为体内许多物质的载体，对于各种营养素的吸收与转运、气体的运输与交换以及代谢产物的运输和排泄等有重要作用。

调节体温：人体内能量代谢产生的热，都是通过体液传到皮肤，再经出汗或蒸发来调节体温，进而保持体温恒定。

润滑作用：由于水的黏度小，可以对体内许多重要的易摩擦部位起到良好的润滑作用，以减少磨损，还可以滋润机体组织细胞，使其保持湿润的状态，如泪液可防止眼球干燥，唾液湿润口腔和食物。

参与消化：食物进入胃肠道，必须依靠消化道器官分泌的消化液进行消化，包括唾液、胃液、肠液、胰液和胆汁，而这些消化液含水量高达90%。

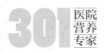

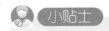

什么是健康水？

2006年WHO在《生活饮用水水质准则》中公布了"健康水"7大标准：

1. 不含任何对人体有毒、有害及异味的物质；
2. 水的硬度适中；
3. 人体所需的矿物质含量适中；
4. pH值呈弱碱性（pH7.0 ~ 8.0）；
5. 水中溶解氧及二氧化碳适中（溶解氧不低7mg/L）；
6. 小分子团水，渗透溶解力强（每个小分子团含有5 ~ 7个水）；
7. 水的营养生物功能（溶解力、渗透力、乳化力）强。

二、水与肾的关系

人体每日都会有一部分水丢失，并通过饮水、摄食来补充水分，以维持体内水平衡。机体水平衡的维持主要依赖两种途径，即通过中枢神经系统控制水的摄入和通过肾控制水的丢失。我们都知道，肾的主要功能是生成尿液，排出体内代谢性废物，维持体内酸碱和代谢平衡。饮用水（水和电解质）经过胃的吸收进入人体血液，经过循环系统进入人体各组织细胞进行代谢，最后进入肾，在肾内进行血液过滤，就滤出一种和血浆一样但不含蛋白质的液体叫原尿，每天形成的量很大，约有150L。原尿通过肾小管时又将其中绝大部分水、全部的葡萄糖和一部分盐（钙、镁离子）重新吸收，送回血液。剩下的含有残余物质（包括人体代谢废物和电解质，如尿素氮、尿酸及钠、钾、钙离子）的浓缩液体就是尿，约占原尿的1%。正常人一天尿量为1 ~ 2L，一般呈淡黄色，相对密度在1.003 ~ 1.030之间。增加饮水量可以增加尿量，稀释尿液和防止尿液过饱和而使析出的晶体在局部沉积，进而预防肾结石的发生或减少复发。

三、水的硬度与肾健康

水质即水的质量，指的是水的物理、化学、生物学性质三方面所应达到的要求。物理性质指的是色度、浑浊度、臭味。化学性质主要是水的 pH 值、硬度等。硬度取决于水中的矿物质含量，水中钙、镁离子的总浓度。生物学性质指的是水中细菌等其他微生物的含量和毒性。

健康水推荐的是硬度适中的水。这是因为水质过软或者过硬均可能对健康有不利的影响。饮用水中钙离子含量高（水质过硬），能显著提高尿钙的浓度。一般情况下，随着尿钙含量增加，结石的发生风险变大。有小样本量的研究证实饮用硬度较高（钙、镁离子的含量高）的深井水易导致结石发生。很有可能是通过影响尿液成分及尿液的饱和程度从而影响肾结石的形成。但是样本量小，尚无明确有力的证据表明硬水会导致肾结石风险增加，但这种可能性仍然存在。

目前人们普遍饮用的水为矿泉水和纯净水。天然矿泉水一般对人体有益，作为安全水源推荐。纯净水的"健康安全"也曾受到了质疑。有学者认为，纯净水在把有毒有害物质清除的同时，也会把水中原有的对机体有利的矿物质元素一起清除掉。纯净水是一种低 pH 值（偏酸）、极低硬度、极低水平矿物元素的软水，如果在食物中获得矿物元素不足时，长期饮用纯净水可能导致机体内微量元素不足，对机体的心脑血管系统及神经系统发育可能造成影响。但饮用纯净水尚未见有足够的科学证据报道引起人群健康的危害，由于其口感等方面的优势，目前人们的需求仍有较大市场。

四、水的酸碱度与肾健康

水一般推荐弱碱性，但是在日常生活中，我们也会喝点碳酸饮料，碳酸饮料对肾是否有影响呢？

我们之所以推荐喝弱碱性水，这是因为我们人体的内环境，血液和组织液的 pH 值在中性与弱碱性之间，而内环境稳态是人体新陈代谢的理化基础。在机体可调节的一定范围内，食物和饮用水的酸碱性对内环境稳态的影响微不足道，因为机体有自身的酸碱平衡缓冲对、酸碱调节系统。不过碳酸饮料对人体健康的主要危害不是其酸碱度，而是里面含有过高的糖分和添加剂，这些物质需要在肝脏内代谢，通过肾排泄，从而增加其代谢负担。有研究表明，富含果糖的饮料，如碳酸饮料等不利于预防肾结石。

以上均是对于一个功能正常的肾来说，如果一旦有肾病（肾功能不全者），如存在肾对电解质、水、酸碱代谢的调节功能受限，就会出现电解质代谢紊乱，导致高血钾、高血钠甚至酸碱失衡。此时饮水最好谨慎，水质过硬或者水中含有过多的酸或碱，或者进食过多代谢酸性或碱性物质的食物，均可能会加重肾病。

综上所述，水质与肾健康密切相关。《中国居民膳食指南（2016）》虽然推荐了每天的饮水量，但并没有水质的推荐与要求。我们呼吁大家饮用健康水，从日常做起预防肾病发生。

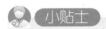 小贴士

北方水质硬，通过水能补钙吗？

中国营养学会建议18～49岁的成年人每日钙的需要量为800mg，而食物来源的钙一般含量低，并且容易与植物中的草酸结合，不利于吸收。

水中的钙吸收率很高，且硬水含钙量很高，所以有人认为喝硬水就能补钙。其实，成年人一日水的推荐量在1500～1700mL，按照硬水（深井水）含钙量255mg/L计算，可提供钙量为382.5～433.5mg，软水含钙量（22 mg/L），可提供钙量为33～37.4mg，其钙量与推荐量相比较低，不作为日常补钙方式推荐。

另外，硬水的钙含量大，尿钙也会增加，并且排泄受尿液中其他酸性物质的影响，例如碳酸根离子、草酸根离子、磷酸根离子等。从原尿到尿，会有一个从100到1的浓缩过程。如果原尿中钙离子的浓度已经很高，那么浓缩尿的钙盐浓度就会更高，超过尿液的饱和度就会结晶，产生肾结石。所以说靠饮用硬水补钙，不可取。目前已经有足够证据表明食物中的钙能减少肾结石发生的风险。饮食中适当补钙，可帮助身体有效稀释尿草酸盐的浓度，提高钙与尿草酸盐的比例，从本质上起到了预防草酸钙肾结石的形成，所以应从食物中合理补钙。

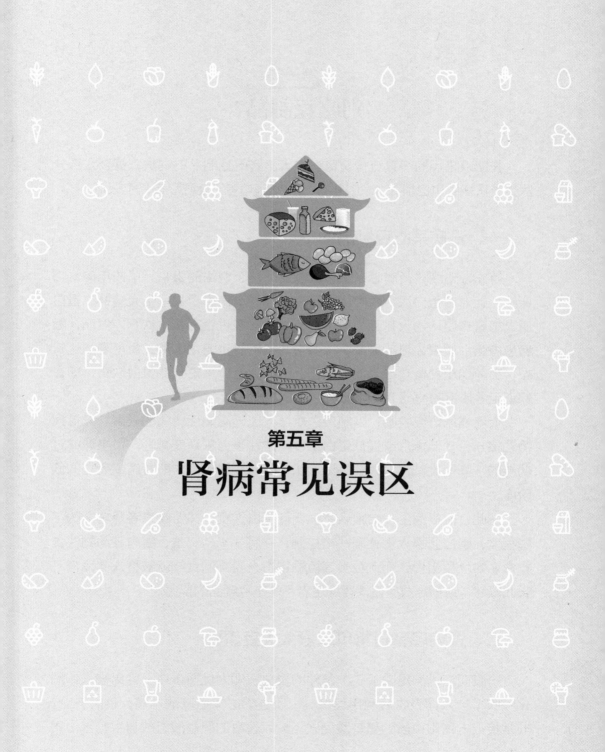

第五章

肾病常见误区

第一节

别吃豆制品？

长期以来民间一直流传着肾病患者不宜吃豆制品的说法，甚至在部分医生的认知中也已根深蒂固。实际上，肾病患者不能吃豆类是个误区。

一、肾病禁吃豆制品的由来

首先，追溯"肾病患者禁忌豆制品"这个说法的由来。早些年间，临床医生针对有蛋白尿、水肿和低蛋白血症的肾病患者，主张大量补充蛋白质，患者也误认为大量丢失尿蛋白，就应该多进食高蛋白饮食。然而，随着患者蛋白质摄入量的增多，尿蛋白漏出的量也随之增加，肾呈高滤过状态，负荷加重，肾功能也随之减退。所以，近年来主张低蛋白饮食，即在保证足够热量的情况下，限制蛋白质的摄入。

大量临床研究表明，限制蛋白质摄入能延缓慢性肾病的进展。无论病情轻重与否，低蛋白或极低蛋白饮食都能使蛋白尿程度减轻，肾小球滤过功能的下降速度减慢，缓解临床症状，降低发展到终末期肾病或死亡的危险度。

由此，很多医生开始跟患者强调低蛋白饮食，并随着患者肾功能的下降程度，蛋白质摄入量逐渐严格控制，并将牛奶、鸡蛋、瘦肉等动物性食物命名为优质蛋白，而大豆类等植物蛋白含量高的食物就被打入"冷宫"，长此以往，逐渐形成了慢性肾病患者不能吃豆制品的误区。

二、肾病患者日常可以摄入大豆蛋白

一般而言，满足以下三个条件的蛋白质即为优质蛋白：容易被人体消化吸收；被人体吸收后利用程度高；所含的必需氨基酸丰富，种类齐全，非常接近人体蛋白质的氨基酸模式。大豆蛋白的氨基酸组成与牛奶蛋白质相近，除甲硫氨酸略低外，其余必需氨基酸含量均较丰富，氨基酸比值接近人体需要，在营养价值上，可与动物蛋白等同，所以，现在认为大豆蛋白也属于优质蛋白。

近年来，越来越多的研究也为含冤莫白的豆制品申冤，2017年11月2日，发表在全世界顶级医学期刊《新英格兰医学杂志》，系统讲述了目前最前沿的慢性肾脏病营养学研究进展。其中提到，饮食中富含豆类食物，有助减低慢性肾脏病发生及恶化的风险。《美国肾脏疾病杂志》（AJKD）同样发表了一篇有关肾病营养学的系统性论述，文中提到饮食中的大豆类是一种特殊的高生物效价的植物蛋白，是肉食的良好替代品。饮食中富含大豆类，能降低血肌酐、磷、蛋白尿的水平。由北京协和医院、中国人民解放军总医院、北京大学第一医院等医院起草的《慢性肾脏病患者膳食指导》（WS/T 557—2017）中也提到，肾病患者日常可以吃豆制品。

无论是动物实验还是临床研究均证实，与动物蛋白相比，大豆蛋白等植物蛋白并没有增加尿蛋白的排泄，其对肾功能的保护方面，也与动物蛋白相似。其实，大豆在富含优质蛋白的同时，胆固醇含量远远低于鱼、肉、蛋、奶，并且大豆富含不饱和脂肪酸、B族维生素、大豆异黄酮等，可降低胆固醇、调节胃肠功能和激素水平，具有抗氧化，降低肿瘤风险，预防高血压、冠心病、动脉粥样硬化的功效。常吃豆类食品，既可改善膳食的营养素供给，又可避免吃肉过多带来的负面影响。

小贴士

大豆及其制品包括哪些?

需要提醒大家的是大豆的分类，大豆是指黄豆、黑豆和青豆三种，而绿豆、红豆、芸豆、花豆等均属于含淀粉较高的杂豆类，也就是我们常说的粮食，所以并不包括在内。豆制品种类繁多，包括豆腐、豆腐丝、豆腐皮、豆腐脑、豆干、豆浆、油豆皮、豆筋、香干等。

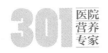

三、肾病患者如何食用豆制品？

大豆中嘌呤、钙、磷的含量较高，对于肾病患者来说，容易引起高尿酸血症、诱发痛风，导致高磷血症、高钙血症等；并且豆类如果生吃或者加工方法不对，会产生胀气因子，吃了以后容易腹胀、产气并且难以消化。对大豆进行研磨、加热后，嘌呤和钙、磷会有一定程度的损失，胀气因子也会被破坏，因此，适当食用加工后的豆制品对肾病患者是适宜的，如豆腐、豆浆等都是较理想的豆制品。每天豆腐的摄入量可以控制在50 ～ 100g或豆浆在200 ～ 400mL。对于油豆皮、豆干等豆制品在加工过程中添加了大量的盐和油，不建议患者长期食用。

综上所述，在限制蛋白质摄入量的基础上，适量用大豆蛋白代替动物蛋白对肾功能具有保护作用，肾病患者不必视豆制品为大敌而完全限制。

第二节

少喝水，肾就很轻松？

一、肾病患者饮水误区

许多肾病患者担心喝水会造成水肿、增加肾的负担，往往减少每天的饮水量，只在口渴难耐时才喝上一口水。有人又认为多喝水可以排出身体的毒素，每天都喝很多水。那么，这两种做法对吗？

首先，我们先来分析一下第一种情况。一方面口渴是由于身体真正的缺水造成的。资料表明，当人体失水达到体重的2%时，人会感到口渴，出现尿少、尿黄；当失水达到体重的10%，会出现烦躁、全身无力、体温升高、血压下降、皮肤失去弹性等症状；人体失水达到体重的20%时，会引起死亡。这种情况下晶体渗透压升高（如血钠、钾等盐分浓度升高），此时如不及时补水，就会造成脱水。另一方面，口渴可能是因为内分泌或肾的各种病理情况造成的水钠潴留，水分和盐分的排出均发生障碍，纠正这类的口渴是不宜单纯增加水摄取量的，因为这样只会加重水分的潴留，加重已有的水肿，应设法增加肾排出水分和盐分，从而降低血液中的盐分浓度及总的血容量。

我们再来看看第二种情况，对于多喝水的说法我们举一个极端的例子：对于肾病患者来说，水摄入量超过肾排出能力时，不仅可能增加膀胱的压力，还可引起体内水过多或水中毒，加重身体的水肿。除了水肿，没有高血压的患者可能出现高血压，当水分再进一步增长，心脏就开始不堪重负，发生心功能不全甚至心衰。

二、肾病患者如何正确饮水？

1. 喝多少肾说了算

对于肾小管功能健全的肾病患者来说，排出过多水分不过是减少原尿中一部分水分的重吸收罢了，不会增加肾的工作负荷。除了急性肾衰竭少尿期、急性肾小球肾炎、肾病综合征合并严重的水肿、高血压等一些情况外，并不是所有的肾病都严重到影响肾对水分的调节；相反，有些肾病还要增加饮水量，以增加尿液的排出，来降低尿液中有害成分对肾的损伤，如糖尿病肾病、泌尿系感染、泌尿系结石、尿酸性肾病等都属于这种情况。

对于需要限制饮水的肾病患者来说，需根据头一天的尿量调整第二天的饮水总量。建议每日水分摄取量（包括一般饮用水、食物水、输液量、药水等），比前一天的排尿量增加500mL。无尿或严重少尿（每天＜400mL）的肾病患者，一般仅需要无钠的，并且能够恢复蒸发和少量的尿中丢失的水就够了。

而"多饮水"的量又怎么掌握？至少要比正常人每天饮水量1500～1700mL要多一些，通常应该每天大于2000mL。若温度达30℃左右时，每天会多流失1000mL水分，因此在这个温度下，每天应补充3000mL左右水，具体量需要医生根据病情给出建议。

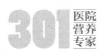

2. 饮水方式有讲究

（1）对于每日水分应严格限制的肾病患者

建议每天用固定容器装好一天所需的水量，口渴时先小口含住水分一会儿，等口腔黏膜获得充分滋润再咽下，以少量多次的形式饮水，不要一次性大量饮水，以免增加肾的滤过率和代谢负担。此外，还可以将凉白开制成冰块，放在口中慢慢融化，或用棉花棒沾湿嘴唇，或用喷雾滋润口腔，这都是肾患者常见的解渴方法。另外，还要减少盐、酱油、咸菜等的摄入，以减少引起口渴的机会。

（2）对于无需限水的肾病患者

建议大家建立一个饮水时间表，到点了不管渴不渴都要主动喝水，就像定点吃饭一样。

第1杯水：早上醒来或者吃早饭前喝一杯，补充昨晚流失的水分，稀释血液，唤醒肠胃，为吃早饭做准备。每一杯水都要喝足200mL左右，而且要慢慢地连续地一次性喝下去。

第8杯水：晚上睡觉前喝一杯水，预防夜里缺水，还可以放一杯水在床头，夜间小便后及时补充。

其他6杯水：白天每隔两小时应该主动喝一杯水。

如此一共八杯水，可满足每天1500 ～ 1700mL的饮用水需求。对于需要增加饮水量的肾病患者，可酌情调整每次饮水量及每天饮水次数。

小贴士

饮水的"21分钟效应"

一次喝足200mL水，经过21分钟，水分能喂饱全身的细胞。这也是为什么建议大家饭前半小时喝水的原因，这个时间缓冲能在进餐前先唤醒和喂饱细胞，同时还能够刺激消化液分泌促进食欲。

第三节

以形补形，以腰补腰？

一、什么是以形补形？

自古以来，吃与人体健康就有着密不可分的联系，对于吃和健康之间的关系，人们有着很多不同的说法，"以形补形"就是其中一个。在民间流传有"以脏补脏""吃什么补什么"等说法，一般多是用猪、羊的内脏来补益人体的内脏。其他的如以血补血、吃核桃补脑、喝骨头汤壮骨（补钙）、吃猪皮养肤等。所谓"以形补形"，是指吃外形与人体某器官组织相似的食物，就可达到补益人体该部位目的的观点。

从世界医学发展史看，"以形补形"不是国人独有，其他地区的古人也有类似做法。就以脏补脏而言，曾有过更普遍、更广泛的流行。吞食或外用杀死的动物或敌人的内脏及其象征物以治疗相应脏器疾病的观念，起源甚早，流传广泛。

二、随意套用"以形补形"可能影响健康

《黄帝内经·素问·五常政大论》说到"虚则补之，药以祛之，食以随之"。虚则补，实则泻，我们必须根据自己的体质类型、寒热虚实，选择适合自己的食物，配合适度合理的饮食，才能获得食疗的好处，否则只会适得其反。

从临床上看，"以形补形"在一些病症的治疗上是可以得到较好效果的。例如，近现代中医学界的医学泰斗张锡纯所著《医学衷中参西录》中指出运用鸡内金，可以起到消积除满、促进消化的作用。但是专家也指出，中医讲究的是"气"，注重的是身体功能性的东西，不能简单地理解为医治

某一受体，而且中医所说的脏器与现在我们所认识到的脏器存在着概念上的不同。

因此，"以形补形"也要辨证施治，根据不同症状来判断是否适合这一食疗方法，如果不顾症状的不同而一律"以形补形"，不仅得不到"补"的效果，还会加重病症，影响健康。

三、常说的以腰补腰对吗？

1. 以腰补腰之动物肾

动物肾就是我们平时说的"腰子"，是民间公认的"壮阳之品"，不少人都认为吃啥补啥，以腰补腰，但是真的能起到作用吗？

动物肾中均含有不少的重金属镉，镉对人体生殖功能有严重危害，不仅会造成精子数量减少，还会造成染色体伤害。肾功能不全的人吃动物肾，会加重肾的负担，使病情加重，而且动物内脏中胆固醇、脂肪含量偏高，对于要限制胆固醇、脂肪摄入量的慢性肾脏病、心脑血管疾病的朋友都不建议食用。

2. 以腰补腰之腰果

腰果形似人体中的肾，名称中还带有一个"腰"，那么多吃腰果可以补肾吗？

腰果属于坚果类，除了炒食，还可以当作零食，或者与其他菜肴搭配，吃法多样。腰果中含有高蛋白、高脂肪以及高微量元素，具有抗氧化作用。每100g腰果中含人体微量元素日需要量的45%的铁、68%的维生素B_1、16%的维生素B_2以及其他多种维生素。腰果的脂肪成分主要为不饱和脂肪酸，能很好地软化血管，对保护血管、防治心脑血管疾病大有益处，但对于补肾来说，目前并没有明确的研究表明腰果对于肾有特别的作用，而且坚果每周摄入50～70g，平均每日10g左右，也相当于8个腰果。

另外需要注意的是，腰果中所含的蛋白质有时会成为过敏体质的过敏原，是食物过敏中一种较常见的树坚果类过敏，可引起皮肤、呼吸道和胃肠道症状，严重时可导致过敏性休克危及生命，过敏体质的人群应慎重选择。

3. 以腰补腰之蚕豆

蚕豆形似肾，套用"以形补形"的观点来食用蚕豆，以达到补肾的目的，可行吗？

传统医学认为蚕豆味甘、性平，入脾胃经，可补中益气、健脾健胃、清热利湿，没有研究表明蚕豆可以补肾。不过，蚕豆的营养价值，在日常食用的豆类中仅次于大豆，含有大量的蛋白质，并且氨基酸种类较为齐全，特别是赖氨酸含量丰富，具有促进人体发育、提高中枢神经功能和增强免疫功能等作用。蚕豆中还含有调节大脑和神经组织的重要成分钙、锌、锰、磷脂等。蚕豆中的维生素C可以延缓动脉粥样硬化，蚕豆皮中的膳食纤维有降低胆固醇、促进肠蠕动的作用，现代研究表明蚕豆也是抗癌食品，对预防肠癌有作用。

有一点需要特别注意，少数先天缺乏"葡萄糖 - 6 - 磷酸脱氢酶"的人不可食用，易引发"蚕豆病"。

四、以形补形作为食补必须遵循的原则

① 确有现代营养学的依据。
② 保障食物来源的安全性和食用的量。
③ 结合自身情况，酌情考虑是否适合。
④ 建议在医生或营养师的指导下进行。

第四节

打了促红素的肾性贫血患者不用饮食补铁？

促红素即促红细胞生成素（erythropoietin，EPO），是由肾分泌的一种促进造血的必需因子，肾衰竭造成其分泌不足，最终导致肾性贫血。肾

性贫血的临床治疗最为对症的手段就是皮下或静脉注射促红细胞生成素，一般使用几周后血红蛋白即开始稳步回升。

那么，饮食干预在肾性贫血就无意义了吗？回答是否定的。

肾性贫血是由各种因素导致肾红细胞生成素不足而引起的贫血症状，其是慢性肾衰竭患者维持血液透析常见的并发症，其发病率高达50%以上，严重影响患者预后。针对此类情况，临床多采取促红细胞生成素治疗，可缓解患者症状，使越来越多的维持性血液透析患者获益，并明显改善了生活质量。大量研究表明在肾性贫血患者的治疗中使用 EPO 可以取得极佳的治疗效果，但一些研究显示由于 EPO 的使用会导致患者骨髓造血功能增强，从而导致人体骨髓内诸多铁元素产生转移，进而增加人体对铁的需求，从而使部分肾性贫血患者因为体内铁缺乏而疗效较差。因此，在 EPO 治疗基础上及时补铁，对纠正贫血症状有重要作用 。

铁是合成血红蛋白的主要原料，缺铁不仅加重患者骨髓增生不良性贫血，而且还可能影响促红细胞生成素的效能。长期腹膜透析患者普遍存在贫血，为了提高腹膜透析疗效、改善患者生活质量，在进行EPO治疗的过程中，常常需要补充铁剂以达到最优的治疗效果。补充铁剂能及时有效地补充肾性贫血患者所需要的铁剂，使贫血状况改善。而饮食补铁联合EPO治疗不仅能有效纠正贫血症状，且能有效减少口服补铁所产生的胃肠道反应，安全性好，而且能增强 EPO 效应，减少其用量。

很多时候使用促红细胞生成素后贫血状况没有得到有效的纠正，就是因为体内缺乏合成造血细胞的各种原料，如铁、叶酸、维生素C、蛋白质等，使得促红细胞生成素未能发挥其应有的作用。这种状况的发生是与患者的营养状况不佳、营养不良、没有得到很好的治疗分不开的，可见，饮食上补铁及其他与红细胞生成有关的营养素对于纠正肾性贫血是非常重要的。食物中的铁可以分为"血红素铁"和"非血红素铁"两类。人体对血红素铁的吸收率较高，可达15% ～ 35%。非血红素铁进入体内，其吸收率受多种因素的影响，其中个人的体质、饮食中吸收促进成分和吸收抑制成分，是最主要的三种因素。

抑制铁吸收的主要因素有植酸、多酚化合物、钙以及某些蛋白质（比如牛奶、鸡蛋和大豆等），促进铁吸收的主要因素有维生素C（以及抗坏血酸衍生物)、动物瘦肉、鸡肉和鱼肉等。动物肝脏、动物血制品、瘦肉、菠菜等食物中含有大量血红素铁，每100g猪肝中铁含量为22.8mg，每100g鸡血中铁含量为25mg。食物中血红素铁的人体吸收率达35%以上，不仅能促进自身血红素吸收，也能促进其他微量元素吸收。同时，有效的食物疗法不仅能减少铁补充剂的摄入，也能增强机体免疫能力。

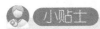

如何补铁？

铁：每日需要量为15 ~ 20mg，动物性食物中含有的血红素铁更容易被吸收。

维生素C：维生素C的摄入量以营养素推荐量为标准，即60 ~ 100mg/d，配合食用含维生素C丰富的蔬菜和水果可促进食物铁吸收。

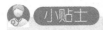

含铁的食物

丰富来源：动物肝脏和血、牛肉、羊肉等。

良好来源：瘦肉、猪肾、羊肾、蛋黄等。

一般来源：鱼类、谷物等。

微量来源：奶制品、蔬菜和各种水果。

第五节
你真的做到了低盐饮食吗？

食盐是食物烹饪或加工食品的最常用的调味料，主要化学成分为氯化钠（NaCl），钠离子是细胞外液的主要阳离子。钠是人体中一种重要的无机元素，也是维持机体水、电解质平衡、渗透压和肌肉兴奋性的主要元素。一旦体内水、钠平衡的调节机制遭到破坏，即可出现水钠潴留或丢失过多。

　　肾是调节钠平衡最主要的器官，健康人的肾对于钠的调节遵循"多吃多排、少吃少排、不吃不排"的原则，肾通过对钠的滤过和重吸收来维持体内钠的稳定，而保持一种钠含量的动态平衡是维持体液量的重要机制。盐经肾排泄，有关研究发现，高盐饮食会使人排出的尿液中蛋白质含量增加，尿液中蛋白质含量增加是增加肾损伤、肾病的危险信号。超过身体需要的盐分，会加重肾负担，多余盐分越多，肾负担就越重，导致肾病的可能性就越大。此外，钠离子代谢和排出人体时，会携带部分钙离子的流失（每克食盐含钠391mg，肾每排出2300mg钠，约6g盐，就会损失40～60mg的钙），长期高盐饮食的人尿液中钙水平普遍较高，长此以往，体内钙流失过多会增加骨质疏松症的发病风险，还会增加肾结石的风险。

　　据2012年中国居民营养与健康状况监测结果显示，我国每人日平均食盐的摄入量为10.5g，城市为10.3g，农村为10.7g，远远高于建议的每日6g的摄入标准。生活中，导致盐摄入过多的习惯有很多，比如：平时喜食咸味；炒菜先放盐；常吃快餐，或在路边摊、饭店吃饭；爱吃方便面、咸菜、火腿肠、罐头等；喜吃薯片、锅巴、蜜饯、苏打饼干等零食；把一些含盐运动饮料当水喝等等。据估计，人们75%～90%的钠摄入来自方便食品，而烹调及进餐时添加到食品中的钠仅占10%～25%。

一、不容忽视的"隐藏盐"

　　生活中，很多食物含有盐分，它们不像食盐那么明显，也不好控制，很容易被忽略，不知不觉中就会摄入过量盐分。

1. 食材本身自带的"盐"

　　许多蔬菜中含有天然的钠元素，如西芹、茴香、紫菜头、小白菜、奶白菜、紫菜等，可谓自带"盐"。

2. 调味品中的"隐藏盐"

食盐在烹调中的主要作用是调味和增强风味。家庭常备的隐藏"盐",如酱油、咸菜、酱豆腐等都含有钠离子。除此之外,在食品加工的过程中,含钠的食品添加剂如谷氨酸钠(味精)、碳酸氢钠(小苏打)、碳酸钠、枸橼酸钠、苯甲酸钠等,这些都会增加加工食品的钠含量。

3. 加工食品中的"隐藏盐"

香肠、火腿、薯片、虾条、咸饼干、蜜饯、挂面、坚果等加工食品中均含有钠。因为在加工食品中,一方面添加食盐能增加食品的风味;另一方面食盐也是食品保存中为了保鲜防腐最常用的抑菌剂。100g香肠大约含4g盐,吃一根100g香肠分分钟的事,一天标准量的2/3也随之吃进去了。

二、减少食盐用量技巧

我们国家居民长期高盐饮食,舌尖上的味蕾对盐分可能已经不那么敏感,不能单靠味觉去分辨食物盐分的高低。而且有些食物甜味、辣味很重,咸味会被掩盖,不易被察觉。看看生活中减盐技巧有哪些。

1. 少放盐,正确使用定量盐勺

逐渐改变重口味、培养清淡饮食习惯。家中应备有限盐勺、罐,量化用盐,逐渐减少食盐摄入,直到减至推荐用量。

2. 选用新鲜食材,巧用调味品替代

多采用蒸、烤、煮等烹调方式,享受食物天然的味道,不是每道菜都需要放盐。另外,可通过不同味道的调节来减少对咸味的依赖。如在烹制菜肴时放少许醋、柠檬汁等,提高菜肴的鲜香味,有助于适应少盐食物;也可以在烹调食物时使用花椒、八角、辣椒、葱、姜、蒜等天然调味料来调味。

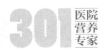

3. 选择正确炒菜放盐时间

烹饪菜肴时最好等到快出锅时再加盐，后放盐能在保持同样咸度的情况下，减少食盐用量。凉拌菜等菜品等到食用之前再放盐更好，口感更脆爽，因为菜会"吸盐"，同时挤出汁液。总之，放盐步骤越晚越好。用咸菜作烹调配料时，可先用水冲洗或浸泡，以减少盐的含量。

4. 少喝菜汤

因盐溶于水，放了盐的菜含盐量很高，因此不要喝菜汤。

5. 少吃高盐包装食品

一些加工食品虽然吃起来没有咸味，但在加工过程中都添加了食盐，比如熟食肉类或午餐肉、香肠或罐头食品（火腿肉、鱼罐头等）。在超市购买食品时，要学会看标签，拒绝高盐食品。一般而言，超过钠30%NRV（营养素参考数值）的食品需要注意少购少吃。一些食品虽然食用量很少，但已占成人全天钠1/3的摄入量。如10mL酱油（1.6～1.7g盐），10g豆瓣酱（盐1.5g）；一小袋15g榨菜、酱大头菜、冬菜（盐约1.6g）；20g一块的腐乳（1.5g盐）。

6. 减少外出就餐

很多餐馆为了吸引顾客，饭菜经常靠多油多盐增加香味。有研究显示，在餐馆就餐通常要比在家烹饪时多放近一半的油和盐，因此，尽量减少外出就餐机会或点外卖。如果在外就餐或点外卖，可主动要求少放盐或选择低盐菜品。

7. 做好总量控制

在家烹饪时，用盐量不应完全按照每人每天6g计算，应考虑大人、孩子不同，还有日常零食、即食食品、黄酱、酱油等的食盐含量。如果在家烹饪一餐，则应该按照餐次食物分配比例计算食盐用量，如午餐占三餐的40%，则一餐每人的食盐用量不超过2.4g（6g×40%）。

三、各类代盐需慎用

低钠盐或低钠酱油和普通的食盐、酱油一样有咸味，其中镁盐、钾盐比例很高，而氯化钠的含量很少，总体含钠量降低。那么，肾病患者是不是可以用它们来替代食盐和酱油呢？这要看患者血钾的水平。

如果患者存在高血钾、少尿、水肿的情况，那么食用"低钠高钾盐"肯定不适合！如果患者血钾不高，甚至因为肾小管损害或使用利尿剂而产生低钾的倾向，可适当选用。肾病患者控制钠盐的目的在于获得血管内液的最适保有量，以便能更好地满足心肾功能的需要。根据肾病的不同阶段和类型，应掌握增减氯化钠摄入的时机。

总而言之，不同食物中的钠含量不同，有的差别很大。低盐饮食并没有想象的那么难，了解食物中钠的含量，做到心中有数，根据病情将其限制在合适的水平即可。

第六节
肾病患者可以吃发物吗？

一、什么是"发物"？

所谓"发物"是中医的一个概念，即诱发疾病或促使疾病加剧的食物，西医认为主要指过敏性食物或食物性过敏原。常见的"发物"如猪头、老鹅、公鸡、鱼、虾、蟹等。实际上"发物"多种多样，因人而异，因时而异，甚至因地而异，不能一概而论而搞一刀切。如鸡蛋、牛奶、酒、竹笋、莴苣、菠菜、菠萝、大葱、蒜甚至青菜等日常食品，在某些人是"发物"，而对大多数人来说并不是"发物"；同一个人在健康时食用某种食品没有问题，患病后食用就加重病情；有的人属于过敏体质，"发物"可有很多，有的人则什么"发物"也没有，这些情况都可称为"因人而异"。同一个人在以前食用某种食物并不过敏，而现在食用后又出现了过敏症状，那么这种食品对他来讲就是"发物"，是谓"因地而异"。判别"发物"的方法目前仍依靠生活观察。只要一进食某食物立即出现以下症状，如皮肤出现皮疹并瘙痒，眼、耳、鼻、咽喉瘙痒，打喷嚏，腹痛，吐泻，身体局部皮肤水肿，眼睑、肢体水肿，蛋白尿加重等，这些都是过敏症状，那么该食物就是"发物"。因此，对"发物"一定要科学认识，不能一概而论。

二、食物过敏

任何食物都可能引起过敏，但以蛋白质食物为多见，特别是高蛋白质的食物容易引起变态反应。常见的致敏食物有牛奶、鸡蛋、谷物、巧克力、柑橘、核桃、海鲜、鱼、虾、蟹等。同一属性的食物常有共同的过敏原特性，可以发生交叉过敏反应。一般煮熟的食物比新鲜食物引起过敏的机会要低。

食物过敏原是指存在于食品中可以引发人体食品过敏的成分。由食物成分引起的人体免疫反应主要是由免疫球蛋白E（IgE）介导的速发过敏反应。已知结构的过敏原大多数是蛋白质或糖蛋白。过敏原存在以下特点：

① 任何食物都可能是潜在的过敏原。幼儿常见的食物过敏原有牛奶、鸡蛋、大豆等，花生既是幼儿又是成人的常见过敏原，海产品是诱发成人过敏的主要食物。

② 食物中仅部分成分具有致敏性，例如鸡蛋中的蛋黄含有相当少的过敏原，在蛋清中含有23种不同的糖蛋白，但只有卵清蛋白和卵黏蛋白为主要的过敏原。

③ 食物过敏原的可变性：加热可使得一些次要的过敏原的过敏性降低，但主要的过敏原一般对热不敏感。一般情况下，酸度的增加和消化酶的存在可减少食物的过敏性。

④ 食物间存在交叉反应性：许多蛋白质可有共同的抗原决定簇，使过敏原具有交叉反应性。如对牛奶过敏者对山羊奶也过敏，对鸡蛋过敏者可能也对其他鸟蛋过敏，对大豆过敏者也可能对豆科类的其他植物过敏。

⑤ 随年龄的增长，主要的致敏食物会有所不同。如儿童常见的致敏食物为牛奶、蛋类、花生、小麦和坚果类，而对于成人则为花生、坚果类、

黄豆、鱼及虾蟹类。

引起食物过敏的食品有160多种，但常见的致敏食品主要有8类：①牛乳及乳制品（干酪、酪蛋白、乳糖等）；②蛋及蛋制品；③花生及其制品；④大豆和其他豆类以及各种豆制品；⑤小麦、大麦、燕麦等谷物及其制品；⑥鱼类及其制品；⑦甲壳类及其制品；⑧坚果类（核桃、榛子等）及其制品。

三、食物过敏的营养治疗

在临床用药对症治疗的同时，应注意饮食营养治疗。原则是先找出引起过敏的食物，加以排除，不用可能有交叉过敏反应的同属食物，以免加重症状，恢复患者正常的胃肠功能。在饮食食谱的制作上可以用普通半流质膳食为基础加以改进，选择不引起变态反应的优质蛋白食物，如肉类、蛋类、豆制品等，避免奶制品，注意矿物质、维生素的补充。

① 回避引起过敏反应的食品：饮食中必须排除致敏食物，如果明确引起变态反应的食物较多，应在排除这些食物的同时保证营养丰富的饮食，保证足够的营养供给。

② 婴儿慎用牛奶：牛奶含多种蛋白质，以 β-乳球蛋白为最常见变态原。如为牛奶引起过敏的婴儿，可在2岁后谨慎地再次饮用，但再次饮用时应有处理过敏反应的措施。若是禁用奶制品，要注意钙的补充。

③ 保证营养供给：补充各种营养素应该在允许食用的食物范围内加强营养，提高免疫功能，同时补充各种营养素，包括矿物质和微量元素以及维生素等。

④ 避免有刺激性食物：尽量避免辛辣等有刺激性的食物，戒烟忌酒。

⑤ 加强营养治疗：过敏呈持续状态时，应考虑给予口服营养制剂或静脉补充部分营养，防止加重营养不良。

综上所述，对于慢性肾脏病患者来讲，除了能引起过敏症状的"发物"需要禁忌以外，一些刺激性的食品、油炸食品尽量少食或避免食用，含蛋白质（包括动物蛋白与植物蛋白）、含磷或钾高的食品要严格控制每天的摄入量。需要提醒的是，有些食物如鲤鱼、鲫鱼等中医认为可用于肾病水肿的治疗，但对于肾功能减退的患者还是要掌握摄入量，不能认为服用后会利水消肿，多多益善，而忽视了吃多了就是高蛋白饮食，反而是弊大于利了。当然由于体质问题，个别人对鲤鱼、鲫鱼过敏那就是"发物"了，属于禁忌之列。

第七节
肾病患者可以喝牛奶吗？

牛奶主要由水、脂肪、蛋白质、乳糖、矿物质、维生素等组成，是一种营养成分齐全、组成比例适宜、易消化吸收、营养价值高的天然食品。牛奶的蛋白质是完全蛋白质，生物价值高，易消化，是人体钙的良好来源，适宜加工成各种食品，可以改善肾病患者的膳食结构。

一、牛奶的营养价值

1. 蛋白质

牛奶中蛋白质含量平均约为3.0%，主要由79.6%的酪蛋白、11.5%的乳清蛋白和3.3%的乳球蛋白组成。酪蛋白属于结合蛋白，与钙、磷等结合，形成酪蛋白胶粒，以胶体悬浮液的状态存在于牛奶中。牛奶蛋白质消化吸收率为87%～89%，生物学价值为85，属优质蛋白。牛奶中蛋白质含量较人乳高3倍，但酪蛋白与乳清蛋白的构成比与人乳的构成比恰好相反，因此，一般利用乳清蛋白改变其构成比，使之近似母乳的构成，适合婴幼儿的消化吸收和利用。

2. 脂肪

乳脂肪含量约为3.0%～5.0%，以微粒状的脂肪球分散在乳浆中，吸收率97%。乳脂肪风味良好且易于消化。

3. 碳水化合物

牛奶中碳水化合物主要为乳糖，比人乳少，其甜度为蔗糖的1/6，有调节胃酸、促进胃肠蠕动和促进消化液分泌的作用；还能促进钙的吸收和助长肠道乳酸杆菌繁殖，抑制腐败菌的生长。

4. 矿物质

牛奶中矿物质含量为0.7%～0.75%，富含钙、磷、钾等。

5. 维生素

牛奶中含有人体所需的各种维生素，其含量与饲养方式有关，放牧期牛奶中维生素A、维生素D、胡萝卜素和维生素C含量较冬春季在棚内饲养有明显增多。

二、肾病患者饮用牛奶注意事项

慢性肾病时能否饮奶不能一概而论。牛奶富含营养，不但富含必需氨基酸，还含有易吸收、含量高的钙，对大多数慢性肾病患者来说是适宜的。慢性肾功能衰竭在我国的发病率很高，其中有相当数量的患者需经常进行肾透析，而透析患者往往需限制饮食中磷、钾、钠等的摄取量，这给患者在饮食上带来了诸多限制。如牛奶、奶粉和动物肉等均是高磷钾食品，长期限制食用会导致患者必需营养物质的缺乏甚至出现营养不良。国外对这类患者多采用人性化的"适当且足量"的营养摄取概念，低磷钾肾病患者专用奶粉就是其中重要的一种。肾病患者饮用牛奶应注意以下事项。

① 水肿严重，或伴有充血性心力衰竭、肺水肿的患者及其他需要严格控制水、钠摄入量的时候，尽量不喝或少喝，因为此时喝了大量的牛奶，在补充了丰富蛋白质的同时，也摄入了大量的水分，会加重病情。如果饮用牛奶要相应减少其他水分的摄入。

② 慢性肾脏病又伴有反流性食管炎患者不宜饮用。研究证实，含有脂肪的牛奶会影响食管下括约肌的收缩，从而增加胃液或肠液的反流，加重食管炎症状。

③ 慢性肾脏病合并缺铁性贫血的患者，如果与其他食物搭配不恰当会影响铁的吸收利用，因为食物中的铁需在消化道中转化成亚铁才能被吸收利用。牛奶进入消化道后，体内的亚铁就会与牛奶钙盐、磷盐结合成不溶性化合物，影响铁的吸收利用，不利于贫血的纠正。因此牛奶与铁剂或者含铁丰富的食物要间隔时间食用，不宜一起食用。

④ 慢性肾脏病合并胆囊炎和胰腺炎患者不宜喝。牛奶中脂肪的消化需要胆汁和胰脂酶的参与，饮用牛奶将加重胆囊和胰腺的负担，进而加重病情。如果需要饮用，应选择脱脂牛奶。

⑤ 慢性肾脏病时出现腹胀、腹痛和腹泻等情况时暂时不要喝牛奶。因此类患者多有肠胀气，牛奶中含有较多脂肪和酪蛋白，在胃肠内不易消化，发酵后可产生气体，使肠胀气加重，不利于肠蠕动功能的恢复。

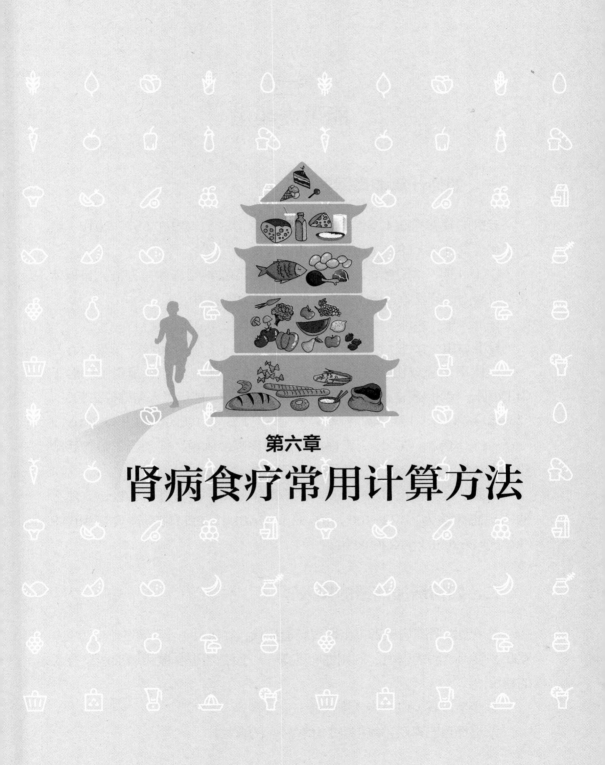

第六章

肾病食疗常用计算方法

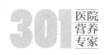

第一节

能量需要量

一、如何计算能量需要量？

我国的营养标准《慢性肾脏病患者膳食指导》（WS/T 557—2017）给出了慢性肾脏病（CKD）患者的能量摄入量：

CKD 1期～3期患者，能量摄入以达到和维持目标体重为准。目标体重可以参考国际推荐适用于东方人的标准体重计算方法：

标准体重（男性）＝［身高（cm）－ 100］×0.9（kg）；

标准体重（女性）＝［身高（cm）－ 100］×0.9（kg）－ 2.5（kg）。

当体重下降或出现其他营养不良表现时，还应增加能量供给。对于CKD4期～5期患者，在限制蛋白质摄入量的同时，能量摄入需维持在146kJ（35kcal）/（kg·d）（年龄≤60岁）或126～146kJ（30～35kcal）/（kg·d）（年龄＞60岁）。再根据患者的身高、体重、性别、年龄、活动量、饮食史、合并疾病及应激状况进行调整。

例如：某男性患者50岁，实际体重为70kg，但身高为172cm，那么他的理想体重为（172-100）×0.9kg =64.8kg，每日能量需要量为64.8（kg）×35kcal/kg=2268kcal。

二、如何增加能量的摄入？

很多慢性肾脏病患者会出现胃肠道症状，如厌食、上腹部饱胀、恶心、呕吐、腹泻、溃疡出血、顽固性呃逆等，下面是增进食欲和增加能量摄入的建议：

① 少量多餐，以一天六餐代替一日三餐。

② 选择自己喜欢和能接受的体积较小的食物。

③ 选择高能量食物来代替低能量食物，如吃肉而不是仅仅喝肉汤。

④ 如果加热的蛋白质类食物提不起你的食欲，尝试食用冷的熟食，如冷的白斩鸡等。

⑤ 在安静、放松的氛围下用餐。使用五颜六色的餐盘可以使食物更加诱人。

⑥ 补充营养制剂。

⑦ 选择易于咀嚼的食物，如红烧肉、砂锅菜，煎鸡蛋要比牛排更容易咀嚼。

⑧ 避免气味过重的食物，尽可能避免闻到你不喜欢的气味如油烟味等。

⑨ 吃完饭后再喝水，以避免感到饱胀。

⑩ 尝试在你喜欢吃的食物中增加能量，如使用橄榄油、蛋黄酱、奶油和低盐沙拉酱等烹调自己喜欢吃的食物。

三、如何减少能量的摄入？

如果你需要减轻体重，有很多方法可以办到。体重减轻的本质就是能量的消耗要比摄入的多。询问营养师，以帮助你找到一个既可以达到减轻体重的目的，又可以保持健康的方法。同样，下面也是减少脂肪和能量摄入的建议：

① 用蔬菜沙拉代替油炒蔬菜。如用叉子蘸一点沙拉酱，然后涂在蔬菜叶上，这样可以避免摄入烹调油。

② 待热汤冷却后，去掉汤上面的油，再加热后食用。

③ 少食多餐，有时一顿少量的加餐可以防止饥饿地大吃一顿。

④ 尽可能选择瘦肉、鸡肉、鱼肉，减少畜类的肥肉。

⑤ 不涂果酱及黄油。

⑥ 用蒸炖煮的方式烹饪蔬菜。

⑦ 吃煮鸡蛋而不是油煎鸡蛋。

⑧ 喝不含能量的饮料，如白开水。

第二节
蛋白质摄入量

一、如何计算每日蛋白质摄入量？

我国的营养标准《慢性肾脏病患者膳食指导》（WS/T 557—2017）给出了慢性肾脏病（CKD）患者的蛋白质摄入量：

CKD 1期~2期患者，不论是否患有糖尿病，蛋白质摄入推荐量为0.8~1.0g/（kg·d）[其中包含0.8g/（kg·d）]。对于CKD 3期~5期没有进行透析治疗的患者，蛋白质摄入推荐量为0.6~0.8g/（kg·d）。血液透析及腹膜透析患者，蛋白质摄入推荐量为1.0~1.2g/（kg·d），当合并高分解代谢急性疾病时，蛋白质摄入推荐量增加到1.2~1.3g/（kg·d）。其中至少50%来自优质蛋白。可同时补充复方α-酮酸制剂0.075~0.12g/（kg·d）。再根据患者的体重、年龄、饮食史、合并疾病及应激状况进行调整。

如果你是3期慢性肾病，理想体重是70kg，那么你每日需要蛋白质大约为70×（0.6~0.8）=42~56g。其中优质蛋白质至少应为（42~56）×50%=21~28g。

二、如何选择优质蛋白？

虽然慢性肾脏病治疗饮食中蛋白质摄入量减少了，但仍需要摄入一定数量的优质蛋白。像肉类、牛奶和鸡蛋等高蛋白食物中脂肪和胆固醇的含量也会很高。如果你胆固醇偏高或患有心脑血管疾病，医生和营养师会建议你食用更有利于心脏健康的蛋白质含量丰富的食物，如选择鱼类、鸡胸肉、瘦肉、鸡蛋及低脂乳制品等。

当肾衰竭进一步加重时，磷这种矿物质会蓄积在血中。如果你的血磷浓度超过正常范围，营养师也许会建议你减少含磷高的高蛋白食物摄入。牛奶、酸奶、干酪、干豆（豌豆）、坚果和种子、花生、黄油及一些豆制品中蛋白质和磷的含量都非常高。

三、如何控制蛋白质摄入量？

首先，你要了解自己的病情允许摄入的蛋白质数量是多少，这一数量取决于你所患肾病的阶段、实验室检查结果、体型和其他情况。

如果采用低蛋白饮食，你所摄入的蛋白质食物的量非常重要。不同食物蛋白质的含量各不同。本书将食物按照蛋白质含量进行了"交换份"分类，如每份动物性食物（肉类、鱼类、家禽类、蛋类）中含有7g蛋白质，1份牛奶中含4g蛋白质，这些都是优质蛋白。水果几乎不含蛋白质，蔬菜中蛋白质平均含量1g，每份谷类食物如大米、面食、面包等蛋白质含量较低，平均为2g。这样，你可以很方便地选择含有29g优质蛋白的食物，例如你可以选择2份瘦肉、1份鸡蛋、2份牛奶。根据不同食物中蛋白质含量的数据，你可以很方便并能精确地计算出你每日蛋白质的摄入量，并且使你在选择食物时更加容易地做出最佳的选择。

确定乳制品和肉鱼禽蛋类的份数。在慢性肾脏病食物交换份体系中，优质蛋白是指乳制品和肉鱼禽蛋类两类食物。一份乳制品含有4g蛋白质，一份肉鱼禽蛋类含有7g蛋白质。由于乳制品中含有很高的磷，慢性肾脏病患者一般不宜超出2份，否则很难管理磷的摄入量。

除去乳制品后，余下的优质蛋白全部由肉鱼禽蛋类提供。

例如，患者全天优质蛋白允许摄入量为20g，可以安排一份乳制品（4g蛋白质），余下的16g蛋白质全部由肉鱼禽蛋类提供即16÷7=2.3份。为方便操作，取2.5份。

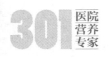

第三节

食物交换份

一、慢性肾脏病食物交换份的概念

慢性肾脏病食物交换份体系是将食物根据其营养素成分和含有大致相同含量的蛋白质、钠、钾和磷等而分为几个组别。如将含有7g蛋白质的肉类、鱼类、禽类、蛋类食物作为1份，同时根据食物中的钠、钾、磷含量对食物进行分级，使患者在制订治疗饮食计划时可以很方便地达到蛋白质的营养目标，同时又能达到限制钠、钾、磷的目标。

在慢性肾脏病食物交换份体系中，食物被分为9类：乳制品、肉鱼禽、蔬菜、谷类主食、水果、油脂类、低蛋白淀粉类、调味品类及液体等。

对于慢性肾脏病患者来说，治疗措施之一就是控制血压，这体现在营养学治疗措施上就是限盐和较少脂肪的摄入量，因此，食物交换份体系中设立了油脂类和调味品类，以帮助患者制订饮食计划。

了解并熟悉食物交换份的量非常重要，这需要耐心和花费一点时间。表6-1是制订治疗饮食计划和制订食谱时的重要参与数据。

表6-1 一份食物交换份中的营养成分

食物种类	蛋白质/g	能量/kcal	钠/mg	钾/mg	磷/mg
乳制品类	4	80	70	135	110
鱼肉禽蛋类	7	65	50	100	65
谷类主食	2	80	20	35	35
蔬菜类	1	15	20	1～300	25
水果类	1	65		1～300	20
低蛋白淀粉		60			
油脂类		45	10	10	5

续表

食物种类	蛋白质/g	能量/kcal	钠/mg	钾/mg	磷/mg
调味品类			200	20	20
液体					

二、慢性肾脏病食物交换份营养种类

食物交换份体系中，首要的就是乳制品和肉鱼禽蛋类，因为蛋白质的数量和质量是慢性肾脏病透析治疗饮食的关键。透析治疗饮食原则要求全天允许摄入蛋白质中至少有60%是优质蛋白质，即食物交换份体系中的乳制品和肉鱼禽蛋类。无论何种透析方式，饮食限磷是所有慢性肾脏病透析患者的主要目标。因此，有些含磷高的食物如大豆及其制品被排除在食物交换份体系之外。

1. 乳制品类

一份乳制品相当于120mL牛奶，含有4g蛋白质、80kcal能量。牛奶和乳制品中也存在大量的磷和钾。糖尿病肾病透析患者应尽可能选择不添加精制糖的乳制品。

2. 鱼肉禽蛋类

食物交换份体系中一份肉类相当于7g的蛋白质、4g脂肪、65kcal能量。钠含量超出250mg的肉类食物会有注明，表示它们同样也是盐的交换食物，以方便在需要限制钠摄入量时选择。

3. 谷类主食

这一类食物包括所有的面包、谷类、面食、饼干和精致甜点心等。谷类主食不包括干豆类和大豆类食物，因为这两类含有大量的钾、磷和非必需氨基酸。除此之外，麦麸和全谷类食物也被严格限制，因为它们的磷含量也很高。做了这些变动之后，谷类主食的平均蛋白质含量是每份2g。

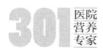

4. 蔬菜类

这一类食物的平均蛋白质含量是1g。虽然很多食物中都含有钾，但是通过调整蔬菜的摄入量来达到限制钾摄入量的目的是最简便有效的方法。因此，蔬菜被分为低钾、中钾和高钾三组，见表6-2。

表6-2 蔬菜和水果的钾平均含量

蔬菜和水果种类	每份平均含量/mg	含量范围/mg
低钾	70	1 ~ 100
中钾	150	101 ~ 200
高钾	270	201 ~ 300

5. 水果类

为了准确地计划透析治疗饮食，食物交换份体系将水果类的蛋白质含量设计为每份1g。水果也分为低钾、中钾和高钾三组（表6-2），以方便患者在需要限制钾摄入量时选择。此外，很甜的水果被排除在糖尿病肾病患者治疗饮食食物交换份体系之外。

6. 油脂类

种子类和坚果类被排除在食物交换份体系之外，因为它们含有质量差的蛋白质、大量的磷和钾。

7. 低蛋白淀粉类

谷类主食中的蛋白质含量平均高达9%左右。如果按每日30 ~ 50g的蛋白质供给量，摄入200 ~ 250g的主食中起码有16g以上的非优质蛋白。这类蛋白质的生物利用率较低，缺乏人体必需氨基酸，如果这类蛋白质占一定比例，就不能充分发挥优质蛋白的生理功能，容易产生严重的蛋白质缺乏引起的营养不良。

食物交换份体系中设计了低蛋白质淀粉类食物。这类食物的特点是碳水化合物含量高，但蛋白质含量低于0.5%，甚至低于0.3%，其作用是提供大量能量的同时却不增加蛋白质的摄入量。这些食物可以用于满足高能量的需要，但不会使蛋白质和钠、钾、钙摄入过量，也可以作为食欲差的患者能量的浓缩来源。一份低蛋白淀粉类食物可提供60kcal能量、15g碳水化合物。

8. 调味品类

当慢性肾脏病患者表现出浮肿或尿量减少时，治疗饮食中限制盐的摄入量可以有效地防止并发症的发生和进展。食物交换份体系中设计了盐的交换份，以方便计算和控制钠的摄入量。一份调味品的交换份相当于含有200mg钠。

9. 液体

对于肾病患者来说，液体的摄入量有时要受到限制。因为一些饮料中含有大量的钾、磷或两者皆高，允许的摄入量应计算到每日的饮食计划中去。

第四节
吃动平衡

肾病患者在日常生活中应做到吃动平衡。吃动平衡，就是在健康饮食、规律运动的基础上，保证食物摄入量和身体活动量的相对平衡，使体重在一段时间内维持在稳定水平，从而促进身体健康，降低疾病发生风险。简言之就是每日的能量摄入约等于能量消耗。如果能量摄入大于能量消耗，那么多余的能量囤积在体内，带来体重的增加和体型的肥胖。反之将带来体重不足和消瘦。体重变化是判断一段时期内能量平衡与否的最简便易行的指标。进食量和活动量的相对比例变化影响体重变化。体重过高和过低都是不健康的表现。食物摄入量和身体活动量是保持能量平衡，维持健康体重的两个主要因素。

首先我们来解释一下何谓健康体重？就是你的体重除了脂肪所占的比

例外还有"瘦体重"，即肌肉、皮肤、骨骼等非脂肪组织的重量，健康体重是指你的体质指数在18.5 ～ 23.9之间，体重构成的各组分比例恰当，尤其是脂肪所占体重的比例不可过多。为了保持合理健康的体重，必须通过合理的"吃"和科学的"动"来实现。但"少吃不动"不是平衡，而且也不是一种健康的生活方式。食物是机体需要的营养物质的载体，"不吃"带来的问题是膳食营养素摄入不足，从而增加营养不良的风险；身体活动是增强体质最有效的手段，"不动"带来的后果是影响人体生长发育，减弱机体抗病能力，并降低机体对环境的适应能力。因此，"管住嘴，迈开腿"，二者同等重要，互为补充，缺一不可。

一、合理的"吃"

吃动平衡，吃是能量摄入的源头。《中国居民膳食指南（2016）》指出，"食不过量，控制总能量摄入，保持能量平衡"。

1. 每天应该吃多少？

一个健康成年人每日的能量摄入大概在30 ～ 35kcal/kg，但是还要根据自己的体型及每日的活动量灵活地调整，比如活动强度大一些的，可以将每千克体重的能量摄入量上调。分配到各类食物中相当于谷薯类每日250 ～ 400g，蔬菜类每日300 ～ 500g，水果每日200 ～ 350g，水产品每日40 ～ 75g，畜禽肉类每日40 ～ 75g，蛋类每日40 ～ 50g，奶及奶制品每日300g，大豆及坚果每日25 ～ 35g，油脂类每日25g ～ 30g，水每日1500 ～ 1700mL，盐每日＜6g（这里的质量都是指的食物生重）。另外每一顿你也可以参考膳食餐盘（图6-1），可以帮助你简单直观地进行一餐的均衡搭配，该餐盘适用于2岁以上人群。

蔬菜和谷薯类所占比例最大，是膳食中的重要组成部分；按照重量计算各类食物占一餐的总量比例从高到低依次为：蔬菜类34% ～ 36%、谷薯类26% ～ 28%、水果类20% ～ 25%、鱼肉蛋豆类13% ～ 17%。另外不要忘记餐盘右上角，每天还需要喝300mL的奶。同时还要注意以下原则：①主食中最好有1/3的粗杂粮和杂豆类，比如燕麦、玉米、红豆

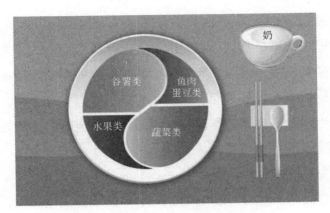

图6-1 中国居民平衡膳食餐盘（2016）

（引自《中国居民膳食指南（2016）》）

等；②蔬菜的选择要多"色"，红、绿、黄等深颜色的蔬菜要占到1/2以上，土豆、山药、莲藕等块茎类的蔬菜要当成主食来吃；③肉类要"挑肥拣瘦"，优先选择鱼禽类，吃鸡蛋不要扔掉蛋黄；④每天喝点牛奶，多吃点豆制品，一周吃几次坚果；⑤注意烹调方法，少盐少油，在外就餐时尽量少选油炸油煎和口味重的食物；⑥足量饮水，每天7 ~ 8杯水，总量达到1500 ~ 1700mL，不喝或者少喝含糖饮料。

2. 如何做到食不过量?

食不过量主要指每天摄入的各种食物所提供的能量，不超过也不低于人体所需要的能量。不同的食物提供的能量不同，如蔬菜是低能量食物，油、畜肉和高脂肪的食物能量较高。所以要食不过量，需要合理搭配食物，既要保持能量平衡也要保持营养素的平衡。

以下是食不过量的小窍门，帮你建立良好习惯。

（1）定时定量进餐

按时吃饭、细嚼慢咽可避免过度饥饿而引起的饱食中枢反应迟钝、进食过量。

（2）分餐制

不论在家或在外就餐，都提倡分餐制，根据个人的生理条件和身体活动量，进行标准化配餐和定量分配。

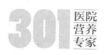

（3）每顿少吃一两口

体重的增加或减少不会因为短时间的一两口饭而有大的变化，但日积月累，从量变到质变，就可影响到体重的增减。如果能坚持每顿少吃一两口，对预防能量摄入过多进而引起的超重和肥胖有重要作用。对于容易发胖的人，适当限制进食量，不要完全吃饱，更不能吃撑，最好在感觉还欠几口的时候就放下筷子。

（4）减少高能量食品的摄入

学会看食品标签上的"营养成分表"，了解食品的能量值，少选择高脂肪、高糖的高能量食品。

（5）减少在外就餐

在外就餐或聚餐时，一般时间长，会不自觉增加食物的摄入量，导致进食过量。

二、科学的"动"

运动处方其实有四要素：频率、强度、时间和类型。目前推荐的频率是每周5～7天，强度为中等强度，每周累计时间为150分钟以上。

根据运动时的心率可将运动的强度分为三个等级：低强度运动、中等强度运动和高强度运动。可用220－年龄（次/分）算出最大心率，低强度运动是指运动时心率为最大心率的40%～60%，中等强度运动是指运动时心率为最大心率的60%～70%，高强度运动则指运动时心率为最大心率的70%～85%。

需要注意的是运动应量力而行，特别是对于老年人及合并有心脑血管疾病的人，用心率估算运动强度可能并不合适，应根据自己的体质和运动中的感觉来确定强度。中等强度运动时，会感觉到心跳和呼吸加快，用力但不吃力，可以随着呼吸的节奏连续说话，但不能唱歌。

《中国居民膳食指南（2016）》强调，除了平时的生命活动、日常家务、职业活动以外还需要再加上主动地身体活动6000步，且应该是在40分钟内完成。

1. 解读量化每天6000步

（1）6000步等同于哪些运动?

6000步＝慢跑18分钟＝瑜伽40分钟＝蛙泳12分钟＝骑车30分钟＝跳舞36分钟

（2）6000步的运动量消耗多少能量?

1000步所消耗的能量为0.5kcal/kg，也就是说如果您的体重是60kg，那么您每1000步的运动量将消耗30kcal（0.5kcal/kg×60kg）的能量，则一天6000步将消耗180kcal的能量。

（3）6000步运动量消耗的180kcal相当于多少食物?

180kcal=50g大米＝2片切片面包＝半包中包薯条＝半个狮子头＝1小把杏仁＝1瓶300mL的纯果汁，180kcal就是20g脂肪，1个月就是600g的脂肪哟。

（4）身体活动量

身体活动量是个体活动强度、频度、每次活动的持续时间以及该活动的计划历时长度的综合度量。身体活动量是决定健康效益的关键。走路、骑自行车、打球等都是身体活动，做饭、洗衣服等家务活也是身体活动。

2. 运动要多样化

不同的运动形式，锻炼的效果也不尽相同。运动与食物的选择一样，也要多样化。运动类型有以下三种。

（1）有氧运动

如快走、游泳、乒乓球、羽毛球、跳舞等，可以提高人体心肺耐力，有效减少机体脂肪堆积，每天保证30分钟以上的运动时间。

（2）抗阻运动

如举哑铃、打沙袋、坐位抬腿等，可以延缓运动功能丢失，增加瘦体重，强壮骨骼、关节、肌肉，预防心脑血管疾病，每2～3天进行1次，每次8～10个动作，每个动作做3组，每组重复8～15次。

（3）伸展和柔韧性运动

可以增加关节活动度，放松肌肉，消除肌肉疲劳，提高运动的效率，每天约10～15分钟。

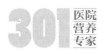

3. 抓紧时间"动起来"

随着社会发展，各种省力的技术使生活节奏加快，应合理地把体力活动融入生活和工作中，"没时间"不能成为人们不参加运动的理由。

（1）利用上下班的时间

上下班外出时尽量减少出行开车、坐车、久坐等，例如乘坐公交车或地铁去站点的路上无形中增加了走路的机会，并且可以选择提前一站下车采用步行或共享单车等形式到达目的地；步行上下5层以内的楼梯代替乘坐电梯。

（2）不久坐

工作时"久坐"是很多白领工作中的日常状态。因此建议工作中的久坐族一定要有主动活动的意识，能走过去办事尽量不打电话，每小时起来活动一下，去茶水间倒杯水、做做伸展运动或办公室健身操都是很好的选择。

（3）充分利用休闲时间

休闲时间多进行散步、骑车、逛街、打球等活动。

（4）集体活动增加兴趣

不放弃单位和朋友组织的游玩和劳动类活动，多参加公园和俱乐部的活动，培养兴趣坚持长久。

（5）运动方案

白领上班族：周一至周五，每天快走至少60 ～ 90分钟（可利用每天上下班时间，亦可利用晚间），隔1 ～ 2天进行一次10 ～ 20分钟的抗阻运动；周末打羽毛球或网球60分钟，清扫房间60分钟。

退休银发族：老年人以抗阻力运动为主，如坐位抬腿、静力靠墙蹲、举哑铃、拉弹力带等，能有效改善肌肉力量和身体功能，建议每周3 ～ 5天，每天练8 ～ 12组，每组或每2 ～ 3组休息1次，休息时间1 ～ 2min。

资深夜跑族：每天慢跑40分钟，隔天进行10 ～ 20分钟抗阻运动；周末游泳50分钟或爬山一次。

"吃动平衡"可以让我们保持健康体重，减少患上各种慢性疾病的危险。让我们享受地"吃"，快乐地"动"吧。

第五节

让饮食日记帮助你

日常生活中，我们应严密监测体重变化，维持体重处于相对稳定的状态，以免增加营养不良（包括营养摄入不足及营养过剩）的风险。对于患有慢性肾脏疾病的人群，保证充足的营养摄入更是长期治疗疾病的基本保障。那么，怎样才能知道自己一日三餐是否适量？

下面介绍一种简单可行的方法，我们可以通过记录饮食日记的方式，记录一日我们所摄入的食物。饮食日记又称为食物日记，是指记录每天一日三餐所吃的食物种类和重量，同时记录饮食后胃肠和全身的各种反应，血糖、血脂和体重等指标的变化。饮食日记帮助我们判定是否吃得过多或者过少，那么，不管是来医院做营养咨询或是寻求营养治疗，带上饮食日记，营养师都会快速准确地了解就诊者近期的饮食情况。

一、为什么要记饮食日记？

我们每天进食各种各样的食物，为自己的身体提供了能量、水分、碳水化合物、脂肪、蛋白质、矿物质、维生素等维持生命的各种元素。食物的总量过多或过少、食物不同的种类和加工方式，同样也会对人的健康造成不同程度的影响，甚至会造成疾病，食物可能是病因，也可能是加重病情的诱因。

1. 食物所致疾病的共同特点

① 食物对健康的不利影响有的是立即发生，有的是慢慢显示出；

② 由于每天摄入食物种类较多，很难回忆是哪种食物造成身体的不适；

③ 食物造成健康的不良影响，每个人的表现各不相同，差别较大；

④ 目前仅有少数食物相关疾病有特殊检查方法进行诊断，大多数食物反应尚缺少确定的检查方法；

⑤ 很多患者会无依据地恐惧和抵触某些食物，影响营养摄入和身体的健康。

因此，只有通过饮食日记的方法，记录下一段时间内自己所吃食物的总量、种类和身体的反应，仔细判断何种食物对身体造成了不利影响，确定是病因还是诱因。

2. 哪些人和哪些情况需要做饮食日记？

① 五岁前婴幼儿肠道消化能力和免疫功能尚未建全，容易出现对食物的反应特别是食物过敏反应，孩子家长应从开始加辅食时记录。

② 老年人、体型消瘦的人的消化能力较差，容易对食物产生不耐受，容易出现便秘、腹泻、腹鸣等胃肠道反应，通过记饮食日记可知道哪些能吃，哪些不能多吃，哪些不能吃。

③ 出现任何胃肠不适如腹痛、腹胀、腹鸣、腹泻、便秘等症状时，如病因不明、症状持续无好转、药物治疗效果不佳时，可能从饮食日记中找到答案。

④ 明确诊断为肠易激综合征、炎症性肠病、慢性胰腺炎、慢性肝病和胃肠部分切除手术改道或胆囊切除术后，通过记饮食日记寻找自己能耐受食品量和种类。

⑤ 患糖尿病、高脂血症、痛风、肥胖、难治性高血压、慢性肾衰竭等疾病时，通过饮食日记，制定合理的食疗方案对控制疾病的发展很有帮助。

⑥ 不明原因的皮疹、头痛、血压升高、失眠、贫血、骨质疏松等，看似与饮食无关，也许通过食物日记，可找到病因。

二、饮食日记要记哪些内容？

一个完整的饮食日记应该包括三大基本要素：就餐时间、食品种类、食品重量（可以利用家庭食物秤称量）；也可以根据医嘱，添加记录餐后主观感觉如腹痛、恶心、反酸、腹鸣等胃肠症状，也可每周记录一次体重、血糖、血脂和血压。

　　一个质优的营养三餐应该包括：碳水化合物，主要来自主食，可以是面条、稀饭、馒头、饺子、面包、麦片、饼干等；蛋白质，主要来自肉、蛋、奶、豆等食品；脂肪，主要来自肉类、油类、坚果；维生素，主要来自维生素A、维生素C、B族维生素等，存在于各种水果、蔬菜、肉、奶制品中；矿物质，广泛存在于各种食物中（奶制品含钙，食盐含钠，豆类、水果蔬菜富含钾，动物肉、血、肝脏富含铁，动植物均含锌，海产品含锌量较高，牡蛎、贝类和坚果是铜的良好来源）；膳食纤维，主要来源于植物性食物，比如麦麸、糠、柑橘、苹果、香蕉、柠檬、洋白菜、豌豆、蚕豆等，膳食纤维可维持正常肠道功能、降低胆固醇、调节血糖、调节肠道菌群。

三、定量估计食物摄入量

　　在没有厨房秤的情况下，我们可以结合自己的拳头、手掌心、手捧等手势来估算食物的份量，这样方便记忆和使用，容易对食物"量化"。

　　一份主食规定为50g的生大米或面粉，或100g土豆，或85克红薯，1份米饭=约半碗米饭（3.3寸碗口），1份馒头=中等身材成年女性的拳头大小；1份蔬菜为100g，1份蔬菜=中等身材成年女性的一把或双手一捧；1份水果为100g可食部的水果，1份水果=半个中等大小的苹果、梨；1份瘦肉为40～50g，相当于1个普通成年人的手掌心的大小及食指厚度；1份鸡蛋50g，比乒乓球略大一些；1份大豆20g，相当于1个成年的单手捧起的量，也相当于400mL的豆浆；1份奶制品是200mL牛奶或者250mL的酸奶或者是25g的奶酪；1份坚果10g可食部=中等成年女性的单手捧；1份油10g=1个家用瓷勺。

四、其他饮食记录法

1. 拍照

　　拍照记录，在餐盘边放上一个参照物（如银行卡或尺），并拿给营养师为您评估。

2. 手机APP

通过比较简单的懒人日记法——手机APP，我们可以输入自己的身高、体重和年龄，软件会给出一日摄入量。然后我们可以在APP里记录早餐、中餐、晚餐，添加一日所吃的所有食物及重量（可以用食物秤称重也可以自己估算），APP会自动计算我们实际摄入的能量。最后APP还可以对我们输入的饮食进行分析并给出评分。当然，我们切记不要纠结于多吃或少吃了10kcal，跟推荐摄入量上下差别100kcal左右都是合理的，我们也可以拿去给营养师看，来评估一下饮食结构是否合理。

饮食日记是一种健康的生活方式，记录每日饮食情况，合理地计划、分配、控制饮食摄入量，会带给我们更精致的生活。

第六节
学看营养标签

一、什么是营养标签？

营养标签是指在肉类、水果、蔬菜以及其他各种加工食品上描述其热能和营养素含量的标志。营养标签包括三部分：营养成分表、营养声称、营养成分功能声称。所有预包装的食物都需要有"营养标签"才能上市，即便是进口食品也需要有中文的"营养标签"才能在国内上市。常见食品的营养标签如图6-2所示。

"营养成分表"是营养标签的一

营养成分表		
项目	每100毫升	NRV%
能量	251千焦	3%
蛋白质	3.0克	5%
脂肪	3.2克	5%
碳水化合物	4.8克	2%
钠	72毫克	4%

非脂乳固体≥8.1%

本品用新鲜牛奶经均质后制成，是老少皆宜的营养丰富的饮品。本品……

图6-2　常见食品的营养标签

部分，营养成分必须标识"1+4"，同时必须标明"营养素参考值"。"1"是指热量，我国法规规定的热量单位是千焦，"4"是指3大营养素（蛋白质、脂肪、碳水化合物）以及1个重要的微量元素（钠）；营养素参考值（NRV%）是指食品中所含营养成分占全天应摄入量的百分比，通俗地讲"NRV%"就是告诉大家买到的这份食品，占了每天需要摄入营养的比例。

此外，《食品安全国家标准 预包装食品营养标签通则》（GB 28050—2011）中还规定：食品配料含有或生产过程中使用了氢化或部分氢化油脂时，在营养成分表中还应标识出反式脂肪酸的含量。

二、如何看营养标签？

阅读营养标签，首先要看清标签的重量单位。例如，面包可能以"每片"为单位，麦片可能以"每50克"为单位，巧克力可能以"每包装"为单位，但实际上我们吃的量可能是所标示单位的几倍甚至十倍，所以一定要按实际摄入量来计算。营养素参考值是仅用于营养标签的简化参照，是不分年龄、性别、体力劳动情况统一规定的，具体情况要根据自身来调节。表6-3是中国营养学会第六届常务理事通过并发布的《NRV（营养素参考值）日推荐量摄入标准》。

表6-3 NRV日推荐量摄入标准

能量和营养素		NRV/天	能量和营养素		NRV/天
能量和宏量营养素	能量	8400kJ	维生素	维生素D	5µg
	蛋白质	60g		泛酸	5mg
	脂肪	<60g		生物素	30µg
	饱和脂肪酸	<20g		胆碱	450mg
	胆固醇	<300mg	矿物质	钙	800mg
	碳水化合物	300g		磷	700mg
	膳食纤维	25g		钾	2000mg
维生素	维生素A	800µgRE		镁	300mg

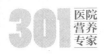

1. 营养声称

这个名字叫起来比较拗口，简单来讲就是关于这种食物营养成分的一些说明，包含2个部分，分别是营养素的含量和含量比较，营养素的含量如"高""富含""低""无"，含量比较是与基准食物或参考数值相比"减少"或"增多"。

买食品，学看营养标签，就会逐渐了解食品中油、盐、糖的含量，做到聪明选择、自我控制。读营养标签，应关注以下这些词。

无糖：是指食品中含糖≤0.5g/100g（固体）或100mL（液体）。

低糖：是指食品中含糖≤5g/100g（固体）或100mL（液体）。

减少糖：是指食品中含糖与参考食品比较，糖含量减少25%以上［参考食品（基准食品）应为消费者熟知、容易理解的同类或同一属类食品］。

无盐：是指食品中含盐≤5mg/100g 或 100mL。

低盐：是指食品中含盐≤120mg/100g 或100mL。

减少盐：是指食品中含盐与参考食品比较，钠含量减少25%以上。

无脂：是指食品中含脂肪≤0.5g/100g（固体）或 100mL（液体）。

低脂：是指食品中含脂肪≤3g/100g 固体；≤1.5 g/100mL 液体。

减脂：是指食品中含脂肪与参考食品比较，脂肪含量减少25%以上。

减少能量：与基准相比要减少25%以上。

低能量：小于170kJ/100g或小于80kJ/100mL。

2. 营养成分功能声称

根据食品的营养特性，可以在包装上注明某营养成分为人体正常生长、发育和正常生理功能等。这些声称是事先制定好的，可选用但不得修改相关用语。

很多时候我们直观地一看食品名称就会自己想应该是什么，但实际上不一定是我们想象中的那样。我们还是要养成看配料表和营养成分表的习惯，才能知道手中的食品到底含有哪些成分。

3. 配料表

按照"食物用料量递减"的标示原则，食品配料表按序标示了食品的原料、辅料、食品添加剂等信息。所有使用的添加剂种类必须在配料表中标示出来，购买选择时应予关注。如"氢化植物油""植物奶油""植物黄油""人造黄油""蔗糖""果糖""盐""起酥油"等都可在其中看到。

比如，饮料中有一款冰糖雪梨，我们一看名称就想应该是冰糖和梨一起熬制的梨汤，大家看一下配料表：水、白砂糖、梨浓缩汁……。对照营养成分表中碳水化合物每100mL按12g来计算，那么一瓶650mL就是78g的碳水化合物被我们轻易地喝下去了，饮料中的碳水化合物就是我们平时说的糖。《中国居民膳食指南（2016）》推荐一天额外摄入的糖不要超过50g。含糖饮料指在糖含量在5%以上的饮品。多数的饮品含糖量在8%～11%左右，有的高达13%以上。含糖饮料虽然含糖量在一定范围内，但由于饮用量大，因此很容易在不知不觉中超过50g糖的限量，多饮不但容易使口味变重，造成不良的膳食习惯，而且会导致超重、肥胖，因此建议不要多喝含糖饮料。食品中的添加糖是指人工加入食品中的糖类，具有甜味特征，包括单糖、双糖，常见的有蔗糖、果糖、葡萄糖、果葡糖浆等。常用的白砂糖、绵白糖、冰糖、红糖都是蔗糖。

预包装食品的营养标签中钠是强制标示项目，购买时应注意食品的钠含量。一般而言，超过钠30%NRV（营养素参考数值）的食品需要注意少购少吃。我们还需警惕"隐性盐"，包括酱油、酱料、咸菜等。

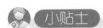 小贴士

减盐5招

1. 学习量化

使用限盐勺罐，逐渐减少用量。

2. 替代法

烹调时多用醋、柠檬汁、香料、姜等调味，替代一部分盐和酱油。

3. 适量肉类

肉类烹饪时用盐较多，适量食用可减少盐的摄入，相反蔬菜不易吸盐。

4. 烹饪方式多样

采用蒸、拌、煮等烹饪方式,享受食物天然的味道。

5. 少吃零食

零食多为高盐食物,看标签,拒绝高盐商品。

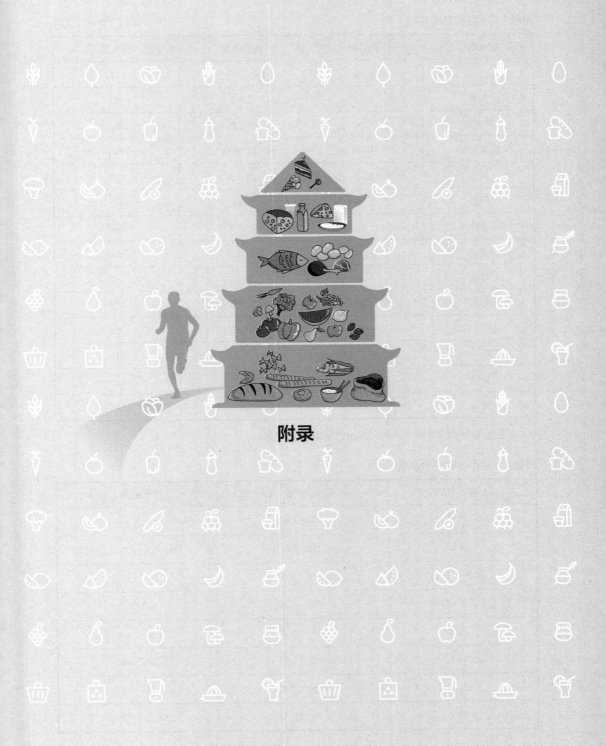

附录

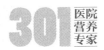

附录1 钾含量高的食物 单位：mg/100g

食物名称	钾含量	食物名称	钾含量
（ ）	3106	扁豆（白）	1070
红茶	1934	葡萄干	995
黄豆粉	1890	番茄酱	985
紫菜（干）	1796	马铃薯粉	980
绿茶	1661	洋葱（紫）	912
银耳	1588	麦麸	862
小麦胚芽	1523	赤小豆	860
黑豆	1377	莲子（干）	846
桂圆	1348	绿豆	787
榛子（干）	1244	金针菜（黄花菜）	610
芸豆（红）	1215	红心萝卜	385
冬菇（干）	1155	菠菜	311
鱿鱼	1131	苦瓜	256
蚕豆	1117	猪肝	235

注：数据来自杨月欣主编《中国食物成分表标准版》（第6版）。

附录2 常见食物的含水量

食物名称	数量	含水量/mL
米粥	50g（米）	400～440
米饭	50g（米）	120～130
面条（带汤）	50g（面粉）	200～250
面条（不带汤）	50g（面粉）	100
馄饨	50g（面粉）	350～400
饺子	50g（面粉）	60～80
包子	50g（面粉）	40～50
馒头	50g（面粉）	20～25

食物名称	数量	含水量/mL
煮鸡蛋	1个	25 ~ 30
橘子	100g	50
苹果	100g	85
香蕉	100g	77
梨	100g	89
桃	100g	88
葡萄	100g	88
黄瓜	100g	96
松花蛋	100g	67

附录3　常见食物能量、蛋白质、钾、磷、钙、钠含量表（以100g食物计）

食物名称	能量/kJ	能量/kcal	蛋白质/g	钾/mg	钠/mg	钙/mg	磷/mg
牛肉（瘦）	444	106	20.2	284	53.6	9	172
猪肉（瘦）	598	143	20.3	305	57.5	6	189
羊肉（瘦）	494	118	20.5	403	69.4	9	196
牛肉干	2301	550	45.6	51	412.4	43	464
牛肉松	1862	445	8.2	128	1945.7	76	74
牛肝	582	139	19.8	185	45	4	252
猪肝	540	129	19.3	235	68.6	6	310
鲫鱼	452	108	17.1	290	41.2	79	193
草鱼	469	112	16.6	312	46	38	203
鲤鱼	456	109	17.6	334	53.7	50	204
带鱼	531	127	17.7	280	150.1	28	191
甲鱼	494	118	17.8	196	96.9	70	114
对虾	389	93	18.6	215	165.2	62	228
虾皮	640	153	30.7	617	5057.7	991	582
龙虾	377	90	18.9	257	190	21	221

食物名称	能量/kJ	能量/kcal	蛋白质/g	钾/mg	钠/mg	钙/mg	磷/mg
海参（干）	1097	262	50.2	356	4967.8		94
鸡肉	699	167	19.3	251	63.3	9	156
鸡蛋	577	138	12.7	98	94.7	48	176
鸭蛋	753	180	12.6	135	106	62	226
松花蛋（鸭）	715	171	14.2	152	542.7	62	165
鸭肉	1004	240	15.5	191	69	6	122
咸鸭蛋	795	190	12.7	184	2076.1	118	231
鸽肉	841	201	16.5	33.4	63.6	30	136
牛奶	226	54	3	109	37.2	104	73
酸奶	301	72	2.5	150	39.8	118	85
奶粉（全脂）	2000	478	20.1	449	260.1	676	469
大米	1448	346	7.4	103	308	13	110
糯米（江米）	1456	348	7.3	137	1.5	26	113
小米	1498	358	9	284	4.3	41	229
高粱	1469	351	10.4	281	6.3	22	329
玉米（黄）	1402	335	8.7	300	3.3	14	218
面粉（标准粉）	1439	344	11.2	190	3.1	31	188
面粉（富强粉）	1464	347	10.3	128	2.7	27	114
挂面（标准粉）	1439	472	10.1	157	15	14	153
挂面（精白粉）	1452	347	9.6	122	110.6	21	112
方便面	1975	472	9.5	134	1144	25	80
玉米面（黄）	1423	340	8.1	249	2.3	22	80
淀粉（玉米）	1443	345	1.2	8	6.3	18	25
黄豆（大豆）	1502	359	35.1	1503	2.2	191	465
黑豆	1594	381	36.1	1377	3	224	500
绿豆	1322	316	21.6	787	3.2	81	337
面条（切面）	1172	280	8.5	161	3.4	13	142

续表

食物名称	能量/kJ	能量/kcal	蛋白质/g	钾/mg	钠/mg	钙/mg	磷/mg
大豆淀粉	1427	341	0.5	10	18.2	36	29
豆浆	54	13	1.8	48	3	10	30
豆腐（南）	238	57	6.2	154	3.1	116	90
扁豆	155	27	2.7	178	3.8	38	54
豌豆	121	29	2.9	112	2.2	27	63
黄豆芽	184	44	4.5	160	7.2	21	74
绿豆芽	75	18	2.1	68	4.4	9	37
荸荠	247	59	1.2	306	15.7	4	44
慈姑	393	94	4.6	707	39.1	14	157
甘薯（红心）	414	99	1.1	130	28.5	23	39
胡萝卜	155	37	1	190	71.4	32	27
白萝卜	84	20	0.9	173	61.8	36	26
土豆	318	76	2	342	2.7	8	40
藕	293	70	1.9	243	44.2	39	58
大白菜（青白口）	63	15	1.4	90	48.4	35	28
大葱（鲜）	126	30	1.7	144	4.8	29	38
葱头（洋葱）	163	39	1.1	147	4.4	24	39
芋头	331	79	2.2	378	33.1	36	55
山药	234	56	1.9	213	18.6	16	34
韭菜	109	26	2.4	247	8.1	42	38
金针菜（黄花菜）	833	199	19.4	610	59.2	301	216
龙须菜（芦笋）	75	18	1.4	213	3.1	10	42
芹菜（茎）	84	20	1.2	206	159	80	38
青蒜	126	30	2.4	168	9.3	24	25
蒜黄	88	21	2.5	168	7.8	24	58
蒜苗	155	37	2.1	226	5.1	29	44
香菜（芫荽）	130	31	1.8	272	48.5	101	49

续表

食物名称	能量/kJ	能量/kcal	蛋白质/g	钾/mg	钠/mg	钙/mg	磷/mg
苦瓜	79	19	1	256	2.5	14	35
圆白菜	92	22	1.5	124	27.2	49	26
油菜	96	23	1.8	210	55.8	108	39
雪里蕻	100	24	2	281	30.5	230	17
小白菜	63	15	1.5	178	73.5	90	36
香椿	197	47	1.7	172	4.6	96	147
莴苣笋	59	14	1	212	36.5	23	48
红苋菜	130	31	2.8	340	42.3	178	63
绿苋菜	105	25	2.8	207	32.4	187	59
菜瓜	75	18	0.6	136	1.6	20	14
黄瓜	63	15	0.8	102	4.9	24	24
西葫芦	75	18	0.8	92	5	15	17
茄子	88	21	1.2	142	5.4	24	2
番茄	79	19	0.9	163	5	10	2
番茄酱（罐头）	339	81	4.9	989	37.1	28	117
柿子椒	92	22	1	142	3.3	14	2
蘑菇（鲜）	84	20	2.7	312	8.3	6	94
紫菜	866	207	26.7	179	710.5	264	350
榨菜	121	29	2.2	363	4252.6	155	41
蘑菇（干）	1054	252	21	122	23.3	127	357
冬菇（干）	887	212	17.8	1155	20.4	55	469
冬瓜	46	11	0.4	78	1.8	19	12
生菜	54	13	1.3	170	32.8	34	27
荠菜	113	27	2.9	280	31.6	294	81
菜花	100	24	2.1	200	31.6	23	47
菠菜	100	24	2.6	311	85.2	66	47
丝瓜	84	20	1	115	2.6	14	29

食物名称	能量/kJ	能量/kcal	蛋白质/g	钾/mg	钠/mg	钙/mg	磷/mg
西瓜（京欣一号）	142	34	0.5	79	4.2	10	13
西瓜（郑州一号）	105	25	0.6	115	2.4	4	11
香蕉	381	91	1.4	256	0.8	7	28
梨（鸭梨）	180	43	0.2	77	1.5	4	14
梨（雪花梨）	172	41	0.2	85	0.6	5	6
梨（莱阳梨）	205	49	0.3	82	1.8	10	8
苹果（国光）	226	54	0.3	83	1.3	8	14
苹果（富士）	188	45	0.7	115	0.7	3	11
橙	197	47	0.8	159	1.2	20	22
柿子	297	71	0.4	151	0.8	9	23
蜜橘	176	42	0.8	177	1.3	19	18
鲜枣	510	122	1.1	375	1.2	22	23
干红枣	1105	264	3.2	542	6.2	64	51
杏	151	36	0.9	226	2.3	14	15
菠萝	172	41	0.5	113	0.8	12	9
桃（久保桃）	172	41	0.6	100	2	10	16
桃（蜜桃）	172	41	0.9	169	2.9	10	21
柠檬	146	35	1.1	209	1.1	101	22
葡萄	180	43	0.5	104	1.3	5	13
葡萄干	1427	341	2.5	995	19.1	52	90
草莓	126	30	1	131	4.2	18	27
哈密瓜	142	34	0.5	190	26.7	4	19
花生仁（生）	2356	563	25	587	3.6	39	324
花生仁（炒）	2431	581	24.1	674	445.1	284	315
核桃	2613	627	14.9	385	6.4	56	894
茶叶（龙井）	1293	309	33.3	2812	54.4	402	542
茶叶（绿茶）	1238	296	34.2	1661	28.2	325	191

续表

食物名称	能量/kJ	能量/kcal	蛋白质/g	钾/mg	钠/mg	钙/mg	磷/mg
麦乳精	1795	429	8.5	355	177.8	145	218
酱油	264	63	5.6	337	5757	66	204
醋	130	31	2.1	351	262.1	17	96
白醋	13	3	0.1	12	225.9		

注：引自《慢性肾脏病患者膳食指导》（WS/T 557—2017）中附录E。

参 考 文 献

［1］刘燕萍，陈伟. 慢性肾脏病饮食营养黄金法则［M］. 北京：金盾出版社，2012.

［2］杨月欣. 中国食物成分表标准版［M］. 第6版. 北京：北京大学医学出版社，2018.

［3］中国营养学会. 中国居民膳食指南［M］. 北京：人民卫生出版社，2016.

［4］顾景范，杜寿玢，郭长江. 现代临床营养学［M］. 2版. 北京：科学出版社，2017.

［5］焦广宇，蒋卓勤. 临床营养学［M］. 第3版. 北京：人民卫生出版社，2014.

［6］卢华，林能波，曹灵. 吸烟、饮酒、居住地不同的特发性膜性肾病患者临床特点分析［J］. 山东医药，2018，58（14）：17-20.

［7］查良锭. 实用营养治疗手册［M］. 北京：中国标准出版社，1994：341-342.

［8］孙长颢等. 营养与食品卫生学［M］. 北京：人民卫生出版社，2009：397-401.

［9］戴霞，焦鸿飞. 养肾的黄金饮食［M］. 北京：中国医药科技出版社，2015：45-46.

［10］刘英华，张永. 临床营养培训手册［M］. 北京：化学工业出版社，2016：75-79.

［11］蔡东联. 实用营养师手册［M］. 上海：第二军医大学出版社，1998.

［12］蔡威. 临床营养学［M］. 上海：复旦大学出版社，2012：58.

［13］陈灏珠，钟南山，陆再英. 内科学［M］. 9版. 北京：人民卫生出版社，2018.

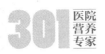

[14] 陈娟娟，邢小红，张晓萍. 大剂量静脉补铁联合促红细胞生成素纠正腹膜透析患者肾性贫血的效果观察及护理［J］. 齐鲁护理杂志，2015，21（10）：31-33.

[15] 程根阳，党同光，杨莉，等. 临床肾内科疾病诊疗精要［M］. 北京：科学技术文献出版社，2017.

[16] 樊迪，路万虹，杨悦，等. 促红细胞生成素及铁剂治疗肾性贫血的合理性评价［J］. 西北药学杂志，2016，31（3）：305-308.

[17] 葛可佑. 中国营养科学全书［M］. 北京：人民卫生出版社出版，2004：1571.

[18] 胡维勤. 巧食防病肾病吃对才有效［M］. 哈尔滨：黑龙江科学技术出版社，2017.

[19] 季延中. 促红素联合铁剂治疗肾性贫血的疗效分析［J］. 智慧健康，2017（19）：97-98.

[20] 江成英，郭宏文，张文学，等. 洋葱的营养成分及其保健功效研究进展［J］. 食品与机械，2014（5）：305-309.

[21] 李复兴. 被遗忘的营养素——水［J］. 药物与人，2009，22（9）：8-10.

[22] 李婧，杨丽君，陈帆，等. 浅述高蛋白饮食对肾脏产生的影响［J］. 四川生理科学杂志，2013，35（3）：128-132.

[23] 李清亚，张松. 营养师手册［M］. 北京：人民军医出版社，2009.

[24] 李学旺. 肾病综合征的脂质代谢紊乱［J］. 中华肾脏病杂志，1995，11（3）：176-178.

[25] 廖新媛. 蔗糖铁联合促红细胞生成素对维持性血液透析患者肾性贫血的影响［J］. 泰山医学院学报，2018，39（6）：671-673.

[26] 刘巧红. 香菇多糖提取新工艺研究［D］. 福州：福建农林大学，2013：2-3.

[27] 刘新旗，涂丛慧，张连慧，等. 大豆蛋白的营养保健功能研究现状［J］. 北京工商大学学报（自然科学版），2012，30（2）：1-6.

[28] 刘岩，孔敏玲，钟小仕，等. 极低蛋白饮食治疗严重慢性肾功能不全的安全性和有效性［J］. 中华肾脏病杂志，2004，28（1）：18-22.

［29］刘洋，章海涛. 肥胖致肾脏病的发病机制及治疗进展［J］. 肾脏病与透析肾移植杂志，2018，27（4）：374-378.

［30］刘英华，孙建琴. 社区营养与健康［M］. 北京：人民卫生出版社，2018：194.

［31］罗红艳，马丹娜，王慧，等. 肥胖与慢性肾脏病进展相关性研究［J］. 宁夏医学杂志，2018，40（3）：240-242.

［32］王海燕. 肾脏病临床概览［M］. 北京：北京大学医学出版，2010.

［33］闫冰娟. 低蛋白饮食对慢性肾脏病进展的影响——系统回顾及荟萃分析［D］. 太原：山西医科大学，2017.

［34］杨月欣. 中国居民营养与健康现状——慢性病现况［J］. 营养健康新观察，2005（1）：60.

［35］尹永诜. 肾脏疾病与高脂血症的关系［J］. 国外医学临床生物化学与检验学分册，1981（4）：6-10.

［36］于康. 肾脏疾病的营养治疗［M］. 北京：科学技术文献出版社，2004.

［37］于康. 实用临床营养手册［M］. 北京：科学出版社，2010.

［38］于康. 吃的误区［M］. 北京：科学技术文献出版社，2018.

［39］于康等. 临床营养治疗学［M］. 北京：中国协和医科大学出版社，2008.

［40］张帆，黄柳燕，周文琴. 肥胖伴慢性肾脏病患者的体质量管理策略［J］. 临床肾脏病杂志，2018，18（7）：440-443.

［41］张露露. 你不知道的"以形补形"［J］. 药膳食疗，2018（2）：66-67.

［42］蔡广研，郑颖，陈香美. 中国肾性高血压管理指南2016（简版）［J］. 中华医学杂志，2017，97（20）：1547-1555.

［43］中华人民共和国卫生和计划生育委员会. WS/T 557—2017. 慢性肾脏病患者膳食指导［S］.

［44］周云枫，管又飞. 肾病综合征高脂血症发病机制研究进展［J］. 生理科学进展，2008，39（1）：67-70.

［45］王庭槐. 生理学［M］. 9版. 北京：人民卫生出版社，2018.

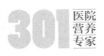

[46] White S L, Polkinghorne K R, Cass A, et al. Alcohol consumption and 5-year onset of chronic kidney disease : the AusDiab study [J]. Nephrol Dial Transplant, 2009, 24 (8): 2464-2472.

[47] Tamura K, Dejima T, Morita Y, et al. Possible combinatorial effects of current smoking and alcohol intake on chronic kidney disease in a Japanese nationwide cross-sectional surve [J]. Hypertens Res, 2017, 40 (8): 730-731.

[48] Shankar A, Klein R, Klein B E. The association among smoking, heavy drinking, and chronic kidney disease [J]. Am J Epidemiol, 2006, 164 (3): 263-271.

[49] Gillman M W, Cupples L A, Gagnon D, et al. Protective effect of fruits and vegetables on development of stroke in men [J]. JAMA, 1995, 273 : 1113 - 1117.

[50] Houston M C. Nutraceuticals, vitamins, antioxidants, and minerals in the prevention and treatment of hypertension [J]. Prog Cardiovasc Dis, 2005, 47 (6): 396-449.

[51] Hung H C, Joshipura K J, Jiang R, et al . Fruit and vegetable intake and risk of major chronic disease [J]. J Natl Cancer Inst , 2004, 96 : 1577-1584.